高齢者の予防接種は危ない

私は薬害を黙っていられない

参議院議員 川田龍平

飛鳥新社

高齢者の予防接種は危ない

私は薬害を黙っていられない

目次

第2章

《特別対談》ワクチンと医療界の不都合な真実

和田秀樹（精神科医）×
川田龍平（参議院議員）

今の日本にコロナワクチンは必要か
ワクチンの副作用はわかっていない
患者も医者もマスク強制の弊害
これからは風邪にもワクチン？
医者のモラルはどこへ
裁判を経て、情報公開されるように
高齢者が飲んでいる薬の副作用
メディアが恐怖を煽った
人の命よりお金
古い薬のメリット
理屈どおりにはいかない
接種をやめて、立ち止まるべき
なぜ正しい情報を伝えないのか

第3章 奇妙なレプリコンワクチン

レプリコンワクチンは遺伝子製剤
危険をはらんだ「3つのO」
mRNAワクチンとはなにか
なにが起こるかわからない
初使用ワクチンの危険性
本来必要な安全審査も承認も省略
外資の薬にはゆるい日本の承認制度
動物実験も十分にやっていない
65歳以上の定期接種は安全か
ワクチンの健康被害
裏付けがない「西浦説」
ワクチン接種で免疫力低下
レプリコンで伝播する可能性
ワクチンを打った人から感染?
エビデンスなしで許可していいのか
政府の回答への疑問
あらゆるワクチンが、レプリコンに

持病の悪化や病気を誘発
情報規制がされている現状
訴訟も辞さない姿勢
遺伝子治療と言わずに接種
活かされていないイレッサの教訓

第4章 利権の構造——145

「大切な人を守るため」という同調圧力
お金の流れでわかること
劣化したワクチンを打っていた
変異にワクチンはついて行けるのか
海外で使われなくなったワクチン
国産ワクチンにこだわった理由
日本は新薬の承認がゆるいから狙われる
死者が出たらストップするのが基本
TVに出てくると〝専門家〟と製薬会社の関係は？
患者のいのちがかかっている
WHOは製薬会社のお金で運営している

第5章

ワクチンという「犠牲のシステム」

序章　「誓いの碑」の意味

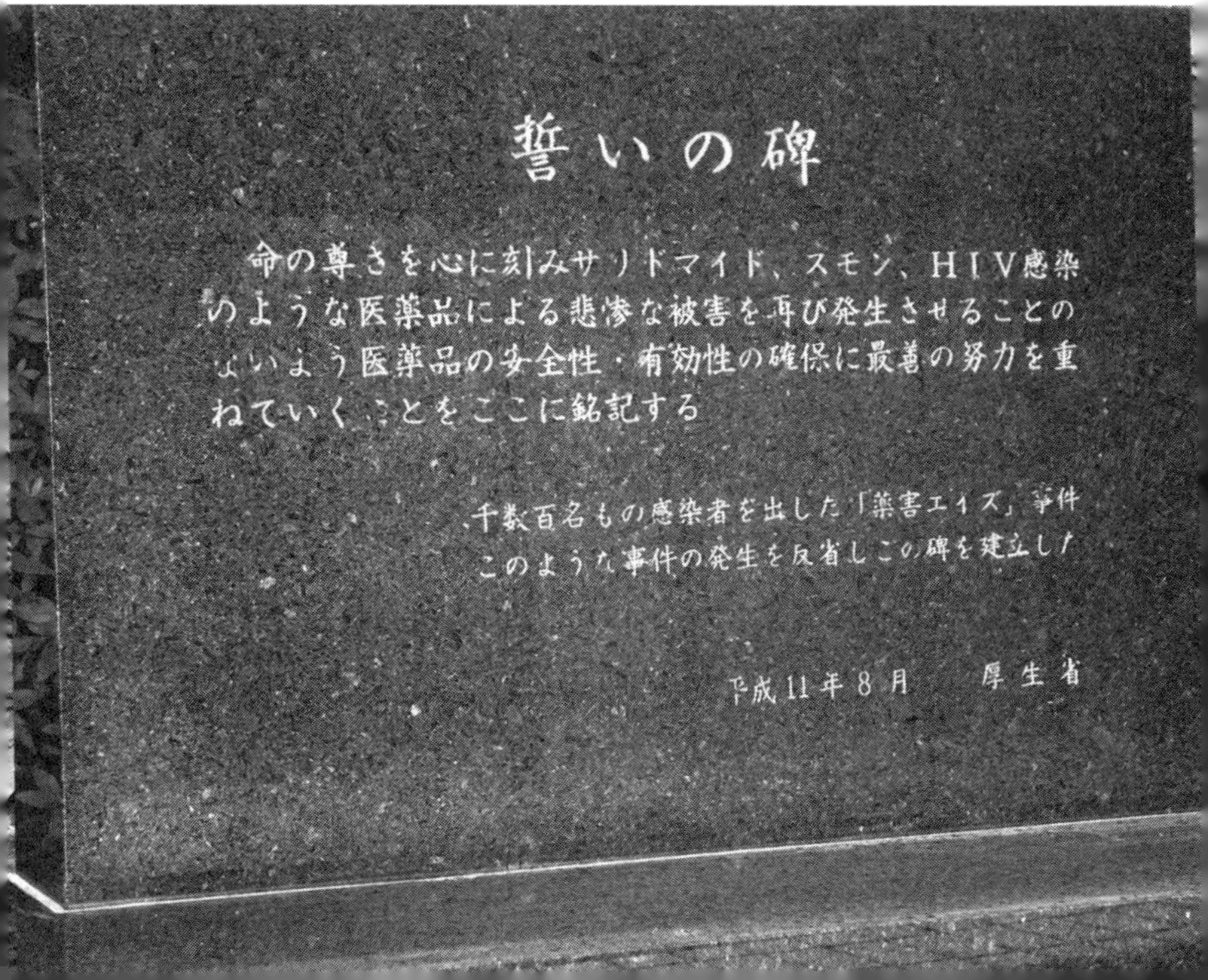
誓いの碑
命の尊さを心に刻みサリドマイド、スモン、HIV感染のような医薬品による悲惨な被害を再び発生させることのないよう医薬品の安全性・有効性の確保に最善の努力を重ねていくことをここに銘記する
千数百名もの感染者を出した「薬害エイズ」事件
このような事件の発生を反省しこの碑を建立した
平成11年8月　厚生省

薬害エイズのときと全く同じ光景が

厚労省の正面玄関前にある、「誓いの碑」を見たことがありますか？

黒い石碑の表面には、こんな言葉が刻んであります。

命の尊さを心に刻みサリドマイド、スモン、ＨＩＶ感染のような医薬品による悲惨な被害を再び発生させることのないよう医薬品の安全性・有効性の確保に最善の努力を重ねていくことをここに銘記する

千数百名もの感染者を出した「薬害エイズ」事件
このような事件の発生を反省しこの碑を建立した

平成11年8月　厚生省

薬のリスクについて国と製薬会社が情報を隠蔽《いんぺい》し、多くの犠牲者を出した「薬害エイズ事件」の被害者として、厚生省（当時）を訴えた19歳の私は、あのとき、心の中でこう思いました。

〈もうたくさんだ、こんなに犠牲を出したこの国は、絶対に変わらなければならない〉

まだ若い私には、想像もつきませんでした。

それから四半世紀を経た後、今度は新型コロナウイルスという未知の感染症が世界中で猛威をふるい、人々をパニックに陥《おとし》れ、恋人や家族、親戚をはじめ、友人や職場の同僚に至るまで、大切な人々との関係を破壊し、政治不信を招き、科学やジャーナリズムを歪《ゆが》め、社会を分断する中で、まさか他でもない我が日本が、史上最大規模の薬害を引き起こすことになろうとは。

マスコミが連日流す、新型コロナという正体不明のウイルスについての報道は、恐ろしい内容でした。アメリカで死者が冷凍車で運ばれていく様子がテレビに映し出され、ニュースキャスターもコメンテーターも皆が透明なアクリル板越しに話し、感染しないよう、他者との社会的距離（ソーシャルディスタンス）をとることを勧めます。

マスクと手洗いはもちろんのこと、薬局の棚からはマスクだけでなく消毒ジェルやアルコールスプレー類も消え、Amazonなどで法外な価格をつけて転売されていました。

著名人が亡くなると、「コロナ死」と報道され、入院している家族のお見舞いにも行けません。私の周りにも、子供や孫に会えないまま亡くなっていった高齢者があとを絶ちません。狭い家にずっと閉じこもるストレスで家族と喧嘩ばかりになり、精神的に疲労困憊《こんぱい》してしまった人もたくさんおり、コロナ離婚などという言葉まで出てくるようになりました。人々の心身が限界に達したとき、救世主のように市場に登場したのが、接種すれば感染も予防でき、たとえかかっても重症化しないという、コロナワクチンでした。

通常は開発に約10年かかるワクチンが、緊急事態だからというWHO（世界保健機関）の要請で、驚くほどスピーディに開発され、承認されると知ったとき、全身に嫌な予感が走りました。四半世紀前の事件と、あのときの暗い記憶が、急に蘇《よみがえ》ってきたからです。

参議院の厚労委員会で、私は厚労大臣にこう訴えました。

「大臣、このワクチンは通常の安全性チェックや承認プロセスを経ていません。どうか、情報をしっかり公開して下さい。決して、ワクチン接種ありきでことを進めないでいただきたい」

しかし、大臣と厚労省は聞く耳を持たず、まさに言葉どおり「全国民へのワクチン接種を奨励」しました。たちまちマスコミが「大切な人を守るために、ワクチンを打ちましょう」とキャンペーンをはじめ、テレビやSNSでは著名人が「私も打ちました」と、日本中に呼びかけ、医療従事者を筆頭に、職場や学校での集団接種が全国で始まったのです。

「コロナ死者数」が毎日報道され、ますますコロナウイルスへの恐怖や不安が広がっていきました。標高1200メートルの山の中に住んでいる私の母でさえも、周囲の人たちから早く打つように迫られたほど、同調圧力が全国に浸透していったのです。

実は医療機関は、死因が何であってもPCR検査でコロナ陽性であれば死因は「コロナ死」と診断書に書くよう指導されていたのですが、そんな事実は国民には知らされておらず、ますますコロナは怖い、という空気だけが、国中に広がっていきました。

2021年、わずか1年未満で実用化された、最先端の遺伝子治療である「m（メッセンジャー）RNA技術」を使ったコロナワクチンが完成し、日本でも接種が始まります。打ったその日に亡くなる方、強い副作用に苦しむ方などが出ました。

ワクチンは薬と違い、病気の人ではなく健康な人に打つものなので、1人亡くなったり重篤《じゅうとく》な副作用が出た場合、一旦ストップするのです。ところが、なぜか政府はコロナワクチンに関しては、「安全です」と繰り返し強調、立ち止まる気配もありません。

事態は私が危惧《きぐ》したとおりの方向へと進んで行きました。

その大半がワクチンメーカーと利益相反《りえきそうはん》の関係があるメンバーで占められている審議会、繰り返されるマスコミの恐怖を煽《あお》る報道、反対意見を言うと「非科学的」として口をつぐまされる医師たち。政府の健康被害救済制度に申請する人数はどんどん増えていきましたが、認定する審議会のメンバーの多くも利益相反の関係があるからか、ワクチンが原因だという認定が、驚くほどにされません。まるで時間を巻き戻したかのように、薬害エイズのときと全く同じ光景が、目の前で繰り広げられていました。

あのときと違っているのは、自分が被害者として国を訴えた原告でなく、立法府にいる国会議員の一人だということ、そして他の国会議員が、政府のこの進め方に疑問を持たず、沈黙していること。

新型コロナは24年5月から感染症法の5類になり、インフルエンザのような風邪と同等になりました。

しかし政府は収束を宣言するどころか、健康被害認定の申請数が、1万件を超えているmRNAワクチンの進化版である「レプリコンワクチン」を、なんと世界で初めて承認したのです。これをその年の秋から、65歳以上の高齢者と基礎疾患を持つ患者を対象にした定期接種に入れるという厚労省の方針に、私は国会で即反対しました。

その一つ前のmRNAワクチンでこれだけ被害が出ている上に、コロナが5類に移行され、もう脅威ですらない今、わざわざその進化版を打つ必要がどこにあるのか？

しかも、ただでさえ免疫力の低い高齢者と基礎疾患がある人を対象にするなど、一体どういうつもりなのか？

そもそも、開発した米国も治験をしたベトナムも承認していないのに日本政府が世界で初めて承認した理由は何か？

そう書いて出した質問主意書に対する政府の回答に、私はショックを受けました。

「世界で初めて承認した理由は、把握しておりません」

実はこのとき、日本政府からの補助金を手にして、外資を中心とした製薬メーカーが、日本のあちこちに次々とワクチン工場を建てていたのです。

各地の自治体から、高齢者と基礎疾患がある方々に送られてくるお知らせには、レプリコンワクチンがどういうものなのか、どんな副作用があるのか、詳しいことは書いてありません。もちろん、日本全国にせっせと工場を建てている外資系ワクチンメーカーの社長が、「日本人に打たせてデータを集めたい」と堂々と発言していることも。

危険性と承認プロセス、それに起因する経済、人権、環境リスクについての十分な議論や治験、および科学的検証が行われていないまま走り出している、世界初のこの「遺伝子製剤」が、日本で承認され、高齢者と基礎疾患がある方に定期接種されると聞いて、びっくりした各国の医師たちが、緊急来日して「安易に打ってはいけない」とリスクに警鐘《けいしょう》を鳴らす記者会見を行いました。主要マスコミは誰も参加せず、SNSで拡散されても、沈黙していました。

ワクチン製造会社の現役社員が、私たちはこんな危険なものを売りたくないと告発した本『私たちは売りたくない！〝危ないワクチン〟販売を命じられた製薬会社現役社員の慟哭《どうこく》』が人々の関心と共感を得る一方で、Ｍｅｉｊｉ Ｓｅｉｋａ ファルマは、科学的根拠のない話やデマに「ご注意ください」と全国紙の一面広告を打ちました。懸念を示す医師らに、〝宣戦布告〟したのです。

これを見た私は、思わず心の中でこう呟《つぶや》いていました。

〈運命とは、何と皮肉なものだろう〉

何故なら、かつて私が国と製薬会社を相手に闘い、歴史的和解を勝ち取った薬害エイズ事件の一被告企業である、化血研《かけつけん》（一般財団法人化学及血清療法研究所）をその後買収した会社こそが、他でもないＭｅｉｊｉ Ｓｅｉｋａ ファルマだからです。

歴史は繰り返すのです。良いものも、悪いものも。

四半世紀前に被害者だった私が、今度は立法府から、この運命の皮肉に立ち向かい、繰り返される薬害に、今度こそ終止符を打たねばなりません。

国内外の医師たちや議員とつながり、心ある全国民と共に、立ち上がるのは今なのです。

自分がずっと訴え続けてきた、薬害阻止のための2大条件である〈予防原則と情報公開〉が、今ほど世界規模で求められる時代があったでしょうか。

薬とは何か？　と考えることは、実は、私たちが自分の身体について考え、政府や医者やメディアにおまかせにせず、どう扱うかについて責任を持つことです。何故なら、最大のターゲットである高齢者と基礎疾患のある方は、誰もにとって〈明日の自分〉でもあるからです。

一番弱い立場の民が社会の中でどう扱われるかが、その国の成熟度・幸福度を決めるのだと、私は思います。

この本を通して皆さんは、薬害と向き合うということは、実は医療だけでなく、食の安全や農業に至るまで、私たちの身体を作る多くのものについても、改めてその価値に目をむける必要があるのだということに、気づくことでしょう。

血友病《けつゆうびょう》として生まれ、近代医学にお世話になり続けている私が、そうだったように。

コロナ禍で世界中の人々の運命を変えたｍＲＮＡワクチンと、その薬害をどこよりも大きな規模で受けたここ日本から、すべてのいのちを大切に扱う日本を実現する道を、皆さんと一緒に進んでいきたい。

終わらない薬害の歴史に、今度こそ、終止符を打ちましょう。

第1章

薬害エイズ被害者として

コロナワクチンと同じ構図

みなさんは、「薬害エイズ事件」を知っていますか？

若い人は知らないかもしれません。

１９８３年３月～85年７月の２年４カ月以上の間、生まれつき血が止まりにくい血友病《けつゆうびょう》の患者に、ＨＩＶウイルスに汚染された非加熱の血液製剤を使ったことで、１４００人（国内患者の３割）が感染し、６００人以上の死者を出した「薬害事件」です。

今でこそ薬が進化して変わりましたが、あの頃はＨＩＶウイルスの潜伏期間は平均５年から６年、その間に免疫力が低下していき、さまざまな感染症や悪性腫瘍《しゅよう》に罹《かか》ると「エイズ（後天的免疫不全症候群）」を発症、死に至ると言われ怖《おそ》れられていました。

３大感染経路は、性交渉、母子感染、そして血液です。

薬害エイズ事件を引き起こしたのは、３つ目の「血液」でした。

血友病として生まれた私は、生後６カ月で診断されてから他人の血液凝固《ぎょうこ》因子を入れた血液製剤を注射しなければなりませんでした。

血友病の子供は、血が止まりにくく、一度出血すると血が止まらなくなってしまうため、普通の子供と同じように自由に外で遊ぶことができません。

私の兄が母親から、「兄弟喧嘩をしても、決して龍平を叩いてはいけない」ときつく言われていたのはそのためです。

後になって、アメリカから輸入されたその血液製剤が、まさかＨＩＶウイルスに汚染されていたなんて夢にも思わなかった、と母は悔しそうに言いました。

アメリカで何か恐ろしい未知の感染症が出現したらしい、というのをニュースで見たときも、主治医の先生は不安を訴える母に向かって「大丈夫ですよ」と繰り返していたのです。何故なら先生も国（厚生省）から、安全だから使い続けるようにと言われていたからです。

けれど現実は全く違いました。

実際は、汚染の事実が明らかになったことで、多くの国がこの血液製剤の使用を次々に切り替えており、当時の厚生省や製薬企業も、ある時点でそのことを把握していたのです。知っていたにもかかわらず、日本の政府と製薬企業はそのリスクを、自国の医療機関や患者に知らせなかった。

どこかで聞いたことがあると思いませんか？

そう、厚労省がリスクを知らせず医療機関や医師たち、メディアを通して自国民に接種を推奨し続けた結果、巨大な規模の薬害を引き起こしている、コロナワクチンと同じ構図です。

母から告げられた恐ろしい事実

母が私に恐ろしい事実を告げたのは、私が小学校5年生のときのことでした。

「あのね、あなたの身体に、HIVウイルスが入ってしまったの」

果たしてまだ十歳の息子に、この告知をすべきか否か?

その答えを出すまで、母が1年悩んだのは、その頃、HIVに感染しエイズを発症したら、5年持たないと言われていたからです。

現代医学が進み今では、HIVに感染していても薬を飲むことさえできれば、日常生活に支障はありません。しかし、当時は発症までも時間がなく、発症すると、さまざまな症状が出て、最後には治療が追いつかなくなり、苦しみ抜いて死んでしまう、と。

だから私は言いました。

「エイズを発症したら、僕自殺するよ」

この言葉が母をどんな気持ちにさせたのか、ショックを受けたあの瞬間の母の表情を思い出すと、今も胸が苦しくなります。

母だけでなく、この世界のどの母親にも、こんな悲しい言葉を、もう聞かせたくありません。

それでも、あのとき母が、一つ一つの言葉を振り絞るようにして感染の事実を伝えてくれたことは、ときが経つにつれ、私の中で大切なものになりました。

辛《つら》い事実だけが、人を傷つけるとは限りません。

今、世界中で、コロナワクチンのリスクを知らされず、自国政府に接種を促《うなが》され、打ってしまってから亡くなったり健康被害に苦しむ多くの人々が、一体どんな気持ちでいるか。

2024年秋に来日した欧州議会の議員は、私にこう言いました。

「一番許せないのは、政府が国民から、自分の身体のことを自分で決める権利を奪ったことだ」

それは、薬害エイズのときも全く同じでした。

私の周りにも、国や製薬会社、マスコミから騙されただけでなく、自分の親からも真実を知らされなかったことで、深く傷ついた人がたくさんいたのです。彼らは皆、もう誰も信じられない、とその後も永いこと、人間不信に苦しむことになりました。

今思えば、あのとき10歳の私に、感染を告知してくれた母の勇気が、私に自分の身体のことを自分で考えるきっかけをくれたように思います。

定期的に病院に通っていた私が、あれ以降、自分の身体に入れる薬や治療について、少しずつですが関心を持つようになったからです。

そして高校生になったとき、国と製薬会社を訴える裁判に、原告として加わる決心をしたのでした。

それは1989年10月に、私と同じようにHIVに感染させられた血友病患者14人が、匿名で厚生省と5社の製薬企業を訴えた裁判でした。顔と名前を伏せたのは、未知の感染症というマスコミの煽《あお》り報道によって、国中をエイズパニックが覆《おお》っていたからです。

2020年1月にダイヤモンドプリンセス号で新型コロナ感染者が出て船が隔離されたときや、パンデミック宣言が出て世界中で全身防護服を着た人々の映像が出回った頃のことを覚えていますか?

人間は、見えないものを恐れます。HIVに感染しても、今では、治療が進み、普通に暮らしていれば感染《うつ》ることはありません。けれどエイズ=日常生活でも感染するという誤解が一人歩きしてしまったために、知られたら最後、職場や学校で差別されてしまう。これも国による「情報隠蔽《いんぺい》」のもたらす弊害の一つなのです。

感染者は、職場や学校で身を潜めるようにしていなければならず、私はそのことに納得がいきませんでした。

自分たちが悪いことをしたわけでもなく、国に騙されてこうなったのに、何故被害にあった方が隠れなければならないのか？

国はのらりくらりと薬害の責任を認めず、その間にも感染者はどんどんエイズを発症して亡くなっていきました。免疫を示すＣＤ４という数値が２００を切ると、もうそこから回復することはほぼありません。だから私たち感染者は、血液検査をするたびに、いつもこのＣＤ４の数値に怯《おび》えているのです。

裁判が始まって３年、原告の３分の１が亡くなった１９９２年に、私は原告として加わる決心をしました。

マスコミは、ペンとカメラで恐怖を煽る

裁判を戦っている最中も、マスコミの恐怖を煽るエイズ報道は続いていました。未知の

ウイルス、治療法のない感染症、エイズになったら死ぬしかない……本当の感染経路は3つだけで、血液や体液を通さない限り、日常生活の中で接していても感染せず、身体の外では生きられないほど弱いウイルスで、水の中でも空気中でも感染しないという事実は、センセーショナルな報道によってかき消されてしまいます。

不安を煽る方が新聞も雑誌も売れるし、テレビは視聴率が上がるでしょう。けれどそうした報道がマスコミに利益をもたらす一方で、その代償を払わされるのは、HIV感染者でした。感染しているだけで幼稚園に来るなと言われたり、解雇されたりと、社会のあちこちで無知による差別がひどくなっていったのです。

これは子供の世界でも同じでした。

大手新聞が「血友病＝エイズ」という報道をしたときのことです。血友病患者全員がHIVに感染しているわけではないのに、印象操作とも言える酷い報道ですが、それ以降、血友病患者への差別がひどくなりました。

そして、私が血友病であることを、小学校のクラス全員が知っていた私も、当然その対象になったのです。

ある日、私が友人の机に寄りかかると、それを見た生徒の一人がこう言ったのです。

「龍平が、机に汚いばい菌をつけたぞ」

身体中がこわばり、血の気が引いてゆくのを感じました。

安全だった教室が、一気に灰色になっていきます。

ああ、もうダメだ。そんな絶望的な気持ちになった途端、別の誰かがこう叫ぶ声が聞こえました。

「やめろよ！」

顔を上げると、親友の史郎くんでした。

そのあまりに強い口調に、皆がハッとした表情になったのを、今も覚えています。最初にばい菌、と言った子は何となくばつが悪そうに下を向いてしまいました。それと同時に、私に対するいじめもぴたりと止まったのです。それから小学校を卒業するまで、二度と差別発言をされることはありませんでした。

日本には〈同調圧力〉、という言葉があります。

誰かがいじめられているとき、自分もいじめられるかもしれないという恐怖から、多くの人が見て見ぬふりをしてしまうことは、少なくありません。子供の世界は特に残酷です。

エイズパニックが日本を覆っていたあのとき、史郎くんという友だちがいてくれたことは、私にとって何よりもの救いでした。

本当にホッとしたし、嬉しかった。

けれど卒業して中学校に上がり、また新しいクラスメイトの中に入った私は、今度は身を守る方を選びました。血友病だということを誰にも知られないように、細心の注意を払うようになったのです。

あの頃は、週2回、治験段階のインターフェロンの注射もしていました。この薬は副作用がきつく、しょっちゅう高熱や倦怠感《けんたいかん》で苦しんでいたのですが、学校では〝元気な生徒〟を装わなければなりません。身体にだるさを感じるたびに、小学校の教室で「ばい菌」と呼ばれた瞬間のことが蘇《よみがえ》るからです。

〈絶対に知られてはならない〉

いつも自分にそう言い聞かせ、常に緊張している日々でした。

けれど差別は教室だけでなく、学校の外に出ても、あちこちで私を待ち構えていたのです。

病院に行くと、感染者は別の病院に行け、と診療拒否されることがありました。私だけではありません。未知のウイルスへの恐怖が、正体のわからない「ばい菌」を社会から排除しようという無言の圧力となって、感染者に絶えず襲いかかっていました。

一番医療を必要としているときに、差別によって受けたい医療が受けられず、行きたい病院に行けないという状況を、自分事として想像してみて下さい。

だからこそ、コロナ禍で、私が何よりも許せないと感じたのは、一方的な情報だけを流すことで社会を分断した政府やマスコミのやり方でした。

日本だけでなく世界中で、WHO（世界保健機構）と自国政府の方針に異論を唱える科学者や医師、政治家をはじめありとあらゆる声を潰《つぶ》してきたことで、家族や恋人、友人同士や、地域の中の共同体に亀裂が入り、対立や敵意が生み出されてしまいました。その結果、多くの人が健康被害にあっただけでなく、言論の自由という民主主義の根幹も壊されてしまったのです。

2024年秋に世界各国から来日した医師たちの中には、自国政府とは違うコロナの治療法に言及したことで医師免許を剝奪《はくだつ》され仕事を続けられなくなった医師もいました。

そういう事例が、この4年間に世界中で起きていたことすら、日本では報道されていません。

科学とは公表された1つのセオリーに問いかけることで、検証し、仮説を立て、新しい知見を生み出すことでアップデートされてゆくものです。さまざまな国から来日した医師たちに共通していたのは、人類の歴史の中で貢献してきた真っ当な科学の概念が、根こそぎ歪《ゆが》められたことへの怒りでした。

もう一つの決断

人間は、ずっと隠し事をしていると苦痛を感じる、と聞いたことがあります。たとえ他人にはバレていなくても、自分自身には嘘がつけないから、自分で自分に後ろめたさを感じるからだそうです。

私の場合もそうでした。

政府やマスコミがエイズに関する歪んだ報道を繰り返し、それによって悪化する差別が怖くて自分を偽っていたものの、ときが経つにつれ苦しくなっていったのです。ありのままの自分を見せられない状態は、毎日自分で自分を否定しているようで、大勢の輪の中にいても、誰とも繋がれず一人だけ孤立した感覚がありました。

ところが、ある日とうとう、もうこれ以上自分を偽《いつわ》ることに耐えられなくなって、その頃、一番仲が良かった隆信くんという親友に喋《しゃべ》ってしまったのです。ほんの少し話して反応を見るはずが、一度口を開くと、止まらなくなり、気づいたときには洗いざらい喋ってしまっていました。

ようやく打ち明けられた解放感と同時に、驚いてこちらを見つめる隆信くんの顔を見たら、急に後悔の念が暗い雲のように湧き上がり、胸の中に広がっていきます。

次に隆信くんが口を開いたとき、私は思わず耳を疑いました。

「おまえがどんな病気をもっていようとかまわない。昨日のおまえと今日のおまえは俺にとっては同じ人間だから、俺たちの友情は変わらない。

だから、同情なんかしないからな」

この言葉を聞いたとき、私がどれほど嬉しかったか、わかりますか？

ありのままの自分ではいけない、と思い続け、自分の存在を否定しながら、真実を隠すために固い殻を作り閉じこもっていた私に、そこから出る勇気を与えてくれたのは、「同情しないからな」という親友の一言だったのです。

その日から、私の中で何かが大きく変わりはじめました。

１９９４年、横浜で開かれた第10回国際エイズ会議で、ほかの国からきたＨＩＶ感染者たちに会いました。

アメリカから来たある父親は、3人の娘に、「なぜ、自分に正直になれないの？　パパは私たちには正直に生きなさいって言ったよね」と言われ、病気を隠さず向き合うことを決意した話を披露。

未熟児で生まれ輸血によって感染したアメリカ人のジョナサンは、『ぼくはジョナサン……エイズなの』という本を出しています。

自分より年下のジョナサンが堂々とその話をする姿を見て、私は自分が恥ずかしくなりました。

そしてその会議の場で、私たち参加者は、全員で1つの約束をしたのです。

「ノーモア サイレンス」

そのとき私はこう思いました。

もう自分を偽ることはやめにしよう。

今苦しんでいるすべての感染者のために。

これから生まれるすべての子供たちのために。

そして何よりも、自分自身のために、おかしいことはおかしいと、正直に声をあげていこう、と。

1995年3月。

私は日本で初めて、未成年の薬害エイズの被害者として、顔と実名を公表した記者会見を行ったのでした。

学生たちが集まってくれた人間の鎖

95年7月24日、全国から集まった3500人が厚生省のビルを手と手をつないで取り囲んだ光景は、今も忘れられません。

特に、私と同年代の若い学生たちが一緒に声を上げてくれたことは、HIVについての無知と無関心に苦しんできた自分にとって、本当に心強かったです。

ここで私たちは、政府に対して以下のことを要求しました。

- 汚染した血液製剤だと知っていながら、その事実を伏せて使わせた責任を認め、謝罪すること。
- 厚生省の官僚は、HIVに感染した血液製剤に関する書類を公表し、内部調査をすること。
- 汚染された血液製剤の危険性が明らかになった後も販売し続けた製薬企業を罰すること。

・被害者に対する責任を認めて真摯《しんし》に謝罪し、早急かつ十分な補償、医療と救済措置を提供すること。

今、国会前では厚労省だけでなく財務省に対する怒りのデモも行われています。

政府やマスコミは農業の成り手がいないから輸入を拡大したりスマート化を進めると言いますが、若い世代で農業を始めたい人たちは決して少なくありません。

若者は政治に無関心でデモなどを嫌う、と言われますが、SNSを開くと、今の政府のやり方への疑問や怒りを発信している若者はたくさんいます。

若い世代は、大人が嘘をついたり誤魔化している姿を、口に出さなくてもしっかり見ています。ちゃんと本気で声を上げてそれが届けば、目に見えないもののために立ち上がる純粋さを持っているのです。マスコミが取り上げないだけで、ないわけではありません。

薬害エイズのときのあの「人間の鎖」は、今の日本でも、別な形で生きているのです。

「いのちが守られる日本」に

実名を公表してから、私の日常はまるっきり変わってしまいました。毎日のようにマスコミの取材が入り、母親と2人で全国を飛び回るようになったのです。19歳の薬害被害者として、薬のリスクを隠蔽した政府への怒りと、情報公開の重要性、被害者が泣き寝入りしてはならない、声を上げなければ社会は絶対に変わらないと訴えるたびに、驚くほど多くの人が共感し、応援してくれました。

差別やいじめ、関係が変わってしまうことを恐れ、感染していることを隠して生きていた頃は、毎日自分がどんどん小さくなり、存在が薄くなってゆくような孤独感でいっぱいでしたが、名前と顔と感染の事実をさらけ出したら、もう怖いものは残っていないのです。連日あちこちで、「頑張って！」「応援してます」と声をかけてくれる人がいる。初めて感じた自分は一人じゃないんだという安心感は、「どうせ死ぬなら、思い切り暴れてやろう」という闘志に変わっていきました。

人間は死ぬことを意識して初めて、生きることに目を向けると言われます。私は自分が生きているうちに、出来るだけ多くの人々に早く伝えなければ、と焦り始めました。

自分のような被害者がいなくなった後に、この事件がうやむやにされず、二度と同じ悲劇が繰り返されないようにするにはどうしたらいいか？

私がどんな経緯を経てＨＩＶに感染させられたのかをしっかり話すことで、それを引き起こしたものはいったい、何か？　誰が汚染された血液製剤で引き起こした薬害の責任をとるのか、なぜ血友病患者がエイズで殺されなければならないのか？　情報公開と予防原則、患者の権利の重要性について、全国民に考えてほしいと思いました。

厚生省を人間の鎖で取り囲んでくれた同世代の学生たちが、きっと後を継いでくれる。そんな気持ちもあったのです。

ＨＩＶだけでなく、日本がこれまでもスモンやサリドマイドなど、数々の薬害を繰り返してきたことを知って、「薬害」をなくすことで、社会そのものの価値観を変えたい、と思うようになりました。

私の中には、最後まで資料を隠し続けた厚生省の官僚たちの顔が焼きついていました。利益のために情報を隠蔽する、これは政府の体質です。それを変えるためには、外から声を上げるだけでなく、中から仕組みを変えなければなりません。

それを先に実行したのは、一緒に全国を回っていた母でした。

補欠選挙に立候補し、当選して無所属の衆議院議員になったのです。私も秘書として、母の鞄《かばん》を持って共に全国を回りました。

新人議員でありながら、母は毎晩夜中過ぎまで必死に勉強し、薬害を防止するための法律を作ろうと走り回りました。母が一期で引退した後は、今度は私が決断する番です。私は２００７年の参議院選挙に東京選挙区から立候補しました。

選挙を手伝ってくれたのは、あのときの学生さんたちをはじめ、全国で薬害エイズ裁判を応援してくれた人たちです。そのおかげで競争の激しい東京選挙区で当選し、私は政界に入ったのです。

初日に国会議事堂の門から入ったとき、私は自分にこう誓いました。

〈ついにこの国の仕組みを作る場所に入った。そしてまだ自分は生きている。薬害をなくし、いのちを守る日本を実現することに、残りの生涯をかけよう〉

国会議員は激務だと、心配する声もありました。

血友病による関節内の出血は、長時間歩くと激しい痛みを伴いますし、毎日飲んでいる抗ＨＩＶ薬も、副作用で出血し、痛みが出るからです。

けれど私は、どのみち長く生きられないと思っていたので、死ぬまでの間にできることをやろう、という思いでいました。

しかしこの決心は、母がくれたある一冊の本によって、根底から変えられてしまったのです。

プロポーズの条件

『グラウンド・ゼロがくれた希望』というタイトルのその本を読んだとき、不思議な感覚を覚えました。内容に引き込まれ一気に読んでしまったのですが、「いのち」についての深い洞察や、人間に対する優しい眼差し、本を通してずっとぶれない強い信念に、かつて感じたことのない、深いつながりを覚えたからです。

著者の女性は2001年9月11日にニューヨークで起きた同時多発テロを隣のビルで経験し、一気に情報・言論を統制し始めたアメリカへの深い失望とPTSDに苦しんだあと、自ら真実を探して伝えようと、金融の仕事を辞めてジャーナリストになった人でした。

不思議な直感から、私は初めて会ったときに「この人だ」と感じていたのです。

その頃の私は、自分は長く生きられないと思いこんでおり、結婚して家庭を持つなどはなから諦《あきら》めていました。

新聞や雑誌のインタビューでも、「自分の寿命は40歳くらいまでだと思う」などと答えていたのです。

なのに彼女に会った瞬間、そんなことは吹っ飛んでしまいました。堤未果《つつみみか》という女性と一緒に「生きたい」ということ以外、何も考えられなくなり、2回目に会ったときには、もう結婚を申し込んでいたのです。

最初は相手にしてもらえませんでしたが、私は諦めず、会うたびに何度もプロポーズをしました。

しばらく経ったある日、彼女は私の目をじっと見つめた後で、こう言ったのです。

「私と結婚したいなら、今ここで約束して。

1日でもいいから、私より長生きするって」

それを聞いた私は絶句してしまいました。今まで私にそんなことを言った人は誰もいなかったからです。

病気の自分と結婚することへの不安や、「あなたの病気を支えたい」というようなことを言われたことはあっても、私自身が長く生きると決めるように言われたのは、初めてでした。

驚いて言葉を失った私に向かって、彼女は微笑みながら言いました。

「だって、未来を決めるのは、〈病気〉じゃなくて、あなたでしょ?」

そして私は、約束しました。

「1日でも長く生きて、あなたを守ります」

彼女の言ったことが真実だったと知ったのは、結婚した後のことでした。結婚した途端、あんなに恐れていたCD4の数値がぐんぐん上がり出したからです。家でよく笑うようになったのもその理由の一つかもしれません。「免疫数値が僕より高い」と主治医に言われたときのことは、忘れられません。そんな日が来るなんて、想像もしていませんでした。

それまでは、「どうせ長生きできないから、これは無理だ」と考えていたのが、「これをやり遂げたいから、長生きする」という自分の意思に変わったとき、体中の細胞が立ち上がったかのように、何やら元気が湧いてきたのです。

元々人や状況の良いところを見つけるのが得意で楽天的な性格もあるのでしょうが、「未来は今の自分が決める」と信じている彼女は、僕のそれまでの生き方を大きく変えてしまいました。

後で聞いたところによると、妻は自分の寿命を宣言している私のインタビュー記事を本で読んで、「これは大変」と焦ったそうです。

彼女が取材して書く本が、どれも世の中の怖い裏側を明らかにしながらも、なぜか最後は希望を感じさせるのは、本人が「人間」の持つ力を、どこかで信頼しているからでしょう。

国際ジャーナリストという仕事柄、国内外の事情に大変詳しい彼女は、議員の仕事をする上でも強いサポート役です。

家ではＨＩＶの話題はあまり出ない代わりに、免疫を上げる方法を２人でよく話すようになりました。

今も抗ウイルス薬を飲み続けている私は近代医学に助けられていますが、結局同じ薬でも、飲む人の免疫の状態によって、効き目が大きく変わるのです。

私が日本の伝統食や発酵文化に大きな可能性を見出《みいだ》したのは、医食同源という言葉の意味を、身体で体感したからでした。

免疫が上がる食事が食卓に並ぶようになり、一緒に歌ったり、自然の中を散歩したり、猫たちと遊んだり、本を読んだり、できるだけ身体の持つ力を引き出すようなことを一緒にやるようになりました。

そして何よりも、長生きする理由をくれた彼女には、本当に感謝しかありません。

なかなか進まなかった臨床研究法

薬害エイズ裁判を経て政界に入った私は、これで、薬害をなくしすべてのいのちが守られる日本の実現に大きく一歩近づいたような気持ちでした。

政府の情報隠蔽に騙されて薬害にあったことで、厚労省の官僚に二度とそんなことをさせないよう、内側から仕組みを変えるしかないと思っていたからです。

しかし、現実は想像を遥かに超える形で私の期待を打ち砕きました。

官僚の情報隠蔽を規制する法律を作ろうと奮起していたのに、なんと肝心の法律の9割は、官僚によって作られていたのでした。日本で、財界のための法律はどんどん通るのに、本当に国民の権利や民主主義を守る法律がなかなか成立しない背景には、この悪《あ》しき構図があるのです。それでも、立法府に入った以上、やるしかありません。

私は薬の安全と患者の権利を守るための「臨床研究法」を作り始めました。

自分が原案を作り、政策秘書と一緒に整えてから、衆参両方にある法制局に持って行くと、法案の形にしてくれます。

最初に行ったとき、対応してくれた職員から言われた言葉は、今も忘れられません。まだ新人の無所属議員だった私をチラッと見ると、彼はぶっきらぼうにこう言ったのです。

「あのね、作ったって、すぐに法律として出せるってわけじゃないからね」

野党・無所属・新人議員の3拍子揃った自分は、明らかに、はなから相手にされていません。

悔しくて、顔が熱くなりました。

でもここで、はいそうですか、と引きさがるわけにはいきません。

私がわざわざ参議院議員になったのは、衆議院議員だった母親が、いつ選挙があるかわからないために、いつも選挙活動の方に時間を取られて、法律作りの時間を思うように取れなかったのを見ていたからなのですから。

その後、私は江田憲司議員に誘われて、彼が幹事長の新しい党、「みんなの党」に入りました。

市民運動の仲間たちは、特定の政党の影響を受けずに活動できる無所属の立場でいることを重視する人が多いのですが、いざ立法府の中に入ると、無所属というだけで相手にされないなど、なかなか具体的な動きが取れないというデメリットもあるのです。

江田議員の党に入ることを決めた最大の理由は、「政党に入ると厚生労働委員会に入れる」と、言われたからです。

こうして私はみんなの党の所属になり、晴れて厚生労働委員会に入ることができたのでした。

おかげで、臨床研究法案は、このときずいぶん進みましたが、今度は、研究者からの抵抗という、別のハードルが目の前に立ち塞《ふさ》がります。臨床研究の大半はガイドライン（指針）レベルのままです。しかし、特定臨床研究の定義を新たに作ると、そこに該当するもの以外は、法律からもれてしまい、一部の研究者にとっては、研究がしにくくなってしまうからです。

研究者の人たちの気持ちはわかりますが、薬害撲滅を通していのちを守る日本を実現するために国会議員になった私にとって、ここはどうしても譲れない箇所でした。

GCP（Good Clinical Practice「医薬品の臨床試験の実施の基準」）という国際ガイドラインでは、治験も臨床研究も全部同じレベルに置かれています。

なのに日本だけが、治験と臨床研究に差があり、世界レベルに追いついていません。

こうして放置された抜け穴が、今日本で史上最大の薬害を引き起こしている、新型コロナワクチンの、ずさんな安全性データと不透明な承認プロセスにつながっているのです。

薬害エイズから新型コロナパンデミックまで、一本の線で繋いでみると、私がどうしても、この法律を日本に導入することを諦《あきら》めなかった理由が、わかるでしょう。

それでも、議員立法はやはり後回しにされます。あと一歩のところで停滞していました。

ところが、ついにこの法案の成立を後押しする事件が起きたのです。私が全国比例区で再選された翌年の、２０１４年のことでした。

ディオバンという降圧剤の安全性データが不正に改竄《かいざん》されていたことが発覚した事件をきっかけに世論の反発が盛り上がり、政府は薬の安全性チェックの仕組みを見直すことを余儀なくされたのです（第４章で詳述）。

２０１７年４月７日、私の作成した臨床研究法案の内容の一部が、政府が提出する「閣法」として提出され、ついに10年の月日を経て、参議院の賛成多数で成立したのでした。成立した瞬間、涙が止まらなかったことを、今も覚えています。

日本に足りないいのちを守る法律

コロナワクチンで多くの健康被害が出たことについて、多くの人からこう聞かれます。

「一体なぜ、日本だけがこんな被害にあうのですか？」

「日本は、特別に狙われているんじゃないですか？」

立法府の人間として言えることを、一つお答えしましょう。

日本には、いのちを守る法律が不足しているからです。

法制化されていないから、患者だけではなく、健康な人も含めて、そういう人たちの権利やいのちが守られていないのです。

たかが法律？

いいえ、されど法律です。

これを変えないかぎり、薬の安全性も患者の権利も、ずっと守られる日はやって来ず、日本は薬害大国から抜けられません。

今起きているコロナワクチン薬害も、薬害エイズもそうでした。薬の安全性、承認の審査基準と決定プロセスの透明化、製品化する前だけでなく、市場に出した後にも途中経過を検証する仕組み、被害を出したときの責任の所在の明確化。医師だけでなく患者側の教育……政治家は何かやらかせば選挙で落とせますが（太々《ふてぶて》しくしぶとくしがみつく議員ももちろんいますが）、法律は一度できたらそのまま残ります。そして官僚も行政も、法律に沿って動くのです。

だから国民の皆さんには、自分が投票した代理人である国会議員（地方議員も）には、ちゃんと法律を作らせてほしいのです。

社会をよりよくするための、弱い立場で苦しんでいる人たちを救う法律を、作らせ、成立させ、ちゃんと機能しているかどうかチェックさせて下さい。

ちゃんとやっていなければ次は落とすぞと揺さぶる。

投票したら終わり、ではありません。

ここまでが、有権者である皆さんの役目だと思って下さい。

有機農業で祖国を守る

健やかに生きるためには、何を、どう食べるか？　薬害は医薬品だけではありません。あまりピンときませんが、実は農薬も、れっきとした「薬」であることを、忘れないで下さい。誰もが食べることを通していろいろな栄養素を口から入れて、それを受け取った身体が、ちゃんと適材適所に届けてくれることで、健康状態を保っているのです。

成長している途中の子供時代から、農薬が多く使われた野菜や、添加物たっぷりのファーストフードや超加工品をしょっちゅう食べていれば、心と身体に当然影響が出るのは避けられません。

ゼン・ハニーカットさんというアメリカの主婦は、自分の息子たちのアレルギーの原因を調べるうちに、遺伝子組み換え食品やグリホサート除草剤、農薬などが健康にもたらす問題を知りました。当時のアメリカは遺伝子組み換え種子と除草剤を売っているメーカーやアグリビジネス業界の力が非常に強く、政府とも癒着していたので、遺伝子組み換えに至っては食品表示自体がなく、選択肢がない状態でした。

しかし、食べ物の影響についていろいろ調べて学んだゼンさんは、思い切って自分の家の食事を有機食材に変えてみたところ、息子のアレルギー症状がぴたりとなくなったのです。

日本ではどうでしょうか。有機農業を行う農家は増えていますが、手間もお金もかかるというのでまだまだ敷居が高いという印象を持っている人が少なくありません。一度に少ししか採れず採算が取れない、と躊躇《ちゅうちょ》する理由になっているようです。

けれどその一方で、地域レベルでは、こうした問題を独自のやり方で克服する自治体が増えています。

愛媛県今治《いまばり》市、千葉県木更津《きさらづ》市、そしていすみ市の3自治体は、有機農業を行う農業を増やすように支援し、無農薬の米を市立の学校給食に取り入れました。いすみ市は100%有機米を学校給食に使っています。それによって、子供たちは給食を残さなくなり、地元の農家さんが助かる上に、そういう給食で子供を育てたい親たちの移住先として人気が急上昇、まさに一石三鳥だそうです。

有機農業を全国に広げるには、法律や、公的支援が大きな力になるでしょう。

自然栽培や、菌を使った農法など、農薬も化学肥料も使わずに土壌機能を復活させその力で作物を育てるやり方も、少しずつですが、確実に広がってきました。

このように、薬害だけではなく、ほかの化学物質による害も、一緒になくしていくことが大切です。それが将来を担《にな》う子供たちの健やかな身体を作り、素行のいい社会を作り、ひいては祖国を守ることになるからです。

この本のために対談させていただいた、精神科医の和田秀樹先生との話の中にも栄養のことが出てきますが、食べ物が作るのは身体のみならず。心だって食べ物が作るのですから、心の治療にも当然、食べ物は重要な要素でしょう。

栄養が行き届いていれば、病気になりにくい身体になりますし、食べ方を変えただけで、血液検査の数値がよくなった人はたくさんいます。この間、近代医学と並行して分子栄養医学など、さまざまな分野の専門家と出会い、学ばせていただきました。日本の医学部に栄養学がないことは、明らかに国益を損ねています。

日本の伝統的和食や発酵食品が、なぜここまで世界から注目を浴びているのか、考えたことはありますか？

私たちは、国をあげて、本来身体が持っている免疫をあげる方法や、日本が持つ健康的な食事、心と身体が本当に喜ぶ食べ方、食べ物の育て方に、もっと目を向けていくべきでしょう。

第2章　特別対談
ワクチンと医療界の不都合な真実

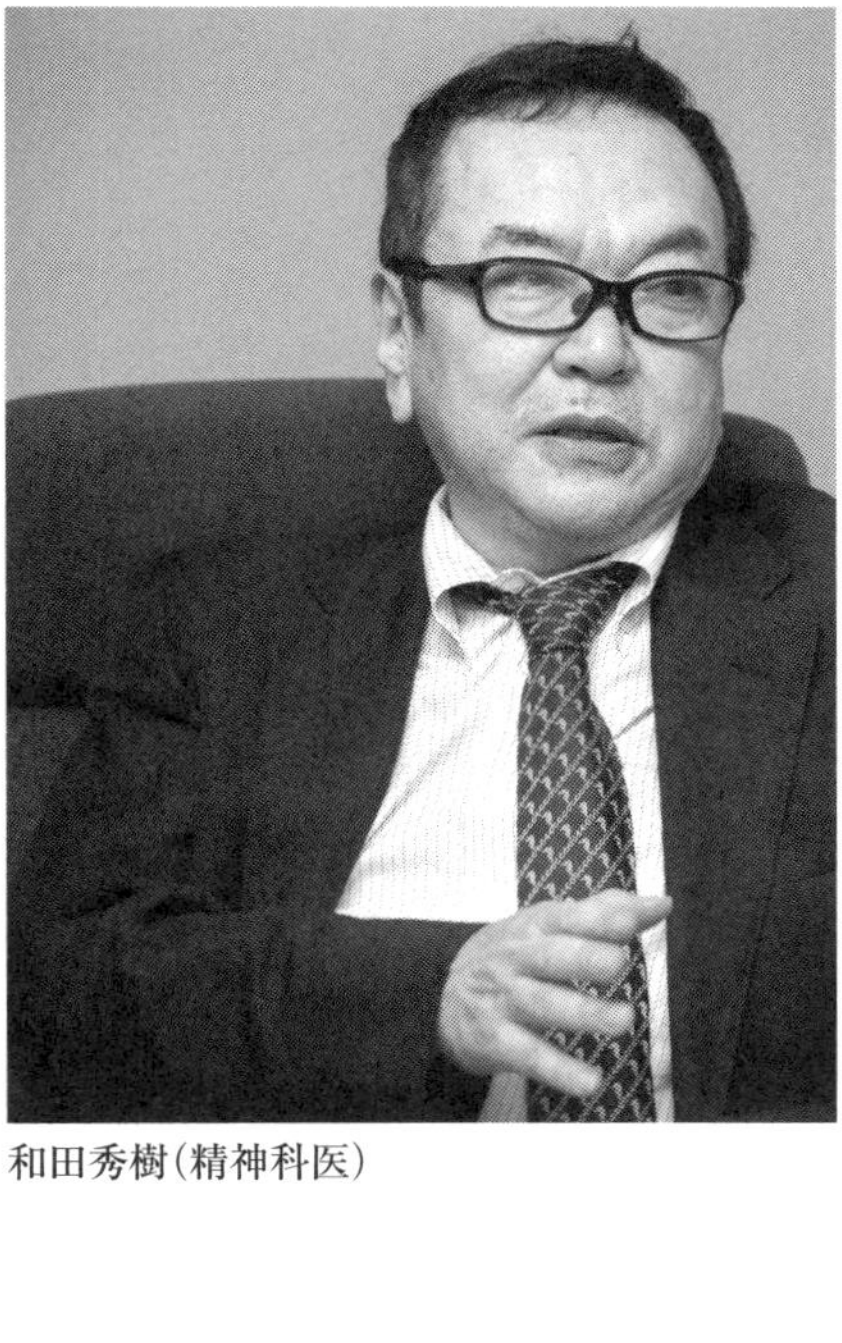
和田秀樹（精神科医）

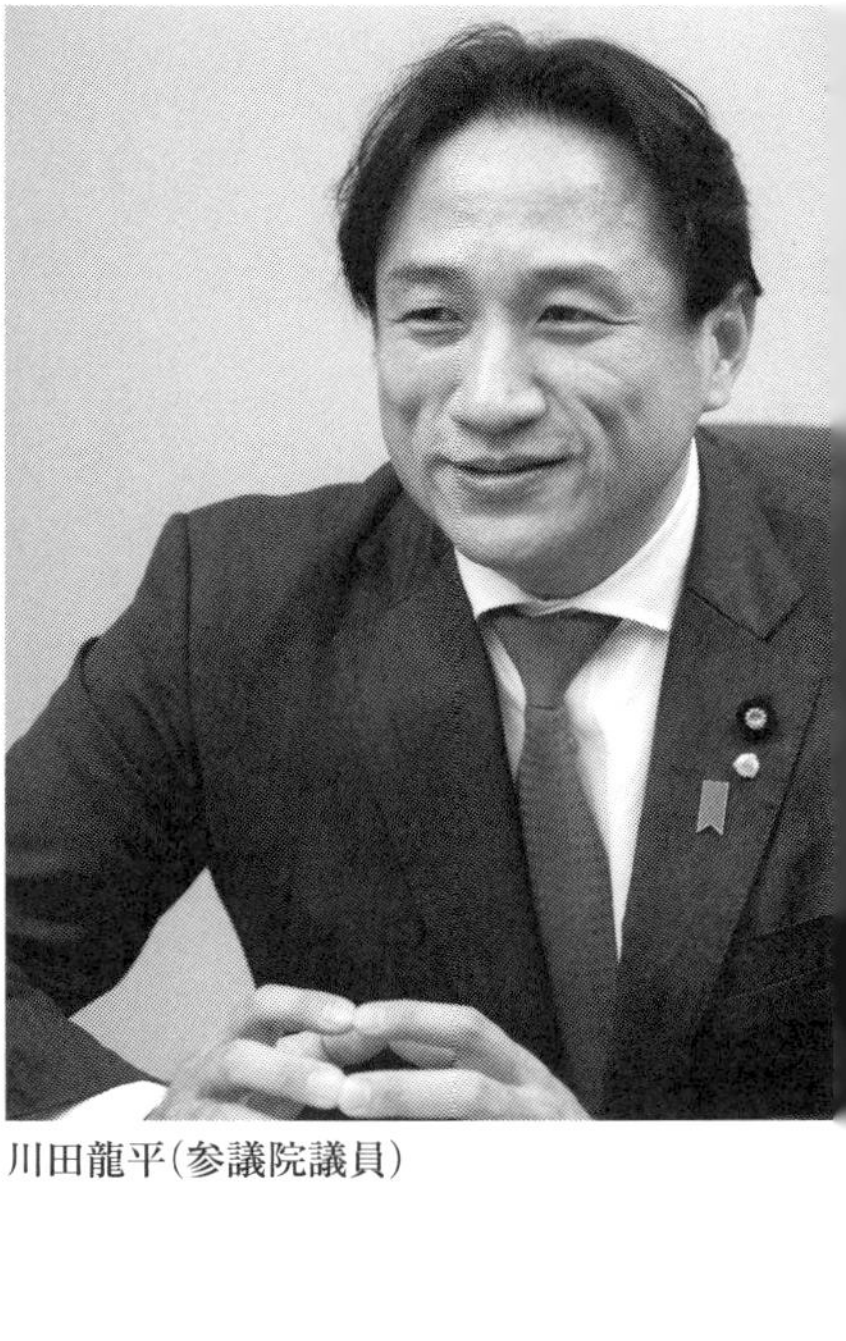
川田龍平（参議院議員）

今の日本にコロナワクチンは必要か

川田　新型コロナウイルス感染症のｍＲＮＡワクチンは遺伝子製剤であることが問題で、多くの人がその事実に気づいていません。

従来の予防接種は集団免疫をつけて病気を根絶させ、ワクチンは感染予防や発症予防に効果がありました。しかし、ｍＲＮＡワクチンは新型コロナウイルスにかかったときの重症化予防だけが効果として認められています。つまり、昔の予防接種やワクチンの感覚で接種しても予防になっていないのです。今まではワクチンの定義が変わってきたのが問題だと思います。

昔のワクチンは、開発と治験に時間をかけて、安全性や有効性を検証した上で販売していました。新型コロナウイルス感染症は２０１９年末から中国の武漢で始まり、パンデミックになった緊急事態の最中、ワクチンが開発されました。

和田　新型コロナのパンデミックで世界中が必要以上に翻弄《ほんろう》された。

川田　日本では、24年10月から65歳以上がコロナワクチンの定期接種となったときに、新たにレプリコンワクチンが加わりました。このワクチンはアメリカで研究されて、ベトナムで臨床研究と1万6000人の治験が行われました。このレプリコンワクチンは、日本では2000人ぐらいしか治験していません。開発国のアメリカも治験国のベトナムもほかの国も承認していないのに、世界中で日本だけ承認されてしまった。

厚労省にベトナムでは認証されなかった理由を聞くと、「わからない」という答えが返ってきました。ベトナムでは、ワクチンが必要なかったからではないかといわれています。日本でも、現在、新型コロナはインフルエンザと同じ5類の扱いですから必要ないと思います。感染症法では、感染症について感染力や感染した場合の重篤性《じゅうとくせい》などを総合的に勘案して1類から5類に分類しています。その5類です。

和田　今、日本でワクチンが必要なのかを考えるべきです。やっぱりコロナという病気が怖いと過大評価されている。パンデミックのとき、アメリカやヨーロッパで、死者が病院の廊下にまでたくさん寝かされている映像が流され、冷凍庫のある車で運んだとか報じられたから、人々が恐怖心をもってしまった。

川田　当時、日本でも村上康文《やすふみ》先生（東京理科大学名誉教授）は、日本人の多くはコロナにかかっていて、すでに免疫があると発表しましたが無視されましたね。

和田　おっしゃるとおりです。年間2万人程度しか死なない病気には普通の風邪があります。風邪をこじらせて死んでいるのです。インフルエンザでも2万人ぐらい死亡していま す。インフルエンザと同じ5類になったコロナが、そこまで怖い病気なのかという「そもそも論」があります。

新型コロナウイルスが流行した初めの頃に志村けんさんが亡くなったので、人々にコロナは怖いと思われてしまった。

川田　続いて岡江久美子さんが亡くなったので、感染すると死ぬのではないかと多くの人が恐怖感をもちました。

和田　これが日本の怖いところです。たとえば、池袋の高齢者が運転する車による交通事故1件で死亡者が出ると、高齢者全員から車の免許を取り上げろということになる。すごく失礼ないい方だけど、私立文系の人がマスメディアに多いからか、確率を無視した報道がされてしまう。とくに医療に関してはまずいと思っています。

新型コロナがエボラ出血熱レベルの怖い病気で、ものすごい勢いで流行し、緊急にワクチンを接種する場合は、かなり怖い薬であることをきちんと説明した上で、緊急承認はあってもいいと思います。ところが、今回の場合、おかしいと思う点が2つある。

1つは、そこまで新型コロナが怖い病気だったかということ。

初年度にいたっては、20歳未満は1人も死んでいません。

私は高齢者を老人ホームで診《み》ていましたから、風邪をこじらせて死んでいくお年寄りがたくさんいることを知っています。

日本の特色は高齢者が多いこと。24年は90歳以上の人が200万人を超え、206万人になりました。90歳以上でも元気な人はいます。しかし、要介護5の寝たきりの人が65万人いるのです。90歳以上で弱っている人と、とくに65万人いる要介護5の人は、インフルエンザであろうが、風邪であろうが、かからなければしばらくは生きられます。しかし、かかったら残念ながら死にいたる確率が高くなります。要するに、日本で265万人が、何かのきっかけがあれば、死にいたるレベルの人たちということです。日本の総人口で2万人は1パーセントに満たないですから、そういう意味では、どう考えてもコロナは怖い病気だと思えません。

ワクチンの副作用はわかっていない

川田 もう1つのおかしい点は何ですか。

和田 ワクチンを緊急承認したとしても、副作用を説明する必要があること。

たとえばがん患者の場合、「このままほっとくと余命3カ月です」とか、「余命半年です」と告げ、どのくらいの期間、抗がん剤を服用すると、どのような副作用が出るかをしっかり説明するべきです。

患者の1割ぐらいの確率で、経済アナリストの森永卓郎さんがステージ4でも1年以上も驚異的に仕事をしていたように生活できるようになるとか、説明をした上で抗がん剤を使うべきです。

新型コロナも同じで、「とても怖い病気だから、ワクチンの緊急承認をしたけれど、副作用については、まだ全然わかっていません」と正直に言えばいいのに、公開しないことがすごくまずい。

川田　正しい情報がないから、ワクチンを打てば予防にもなるし、重症化もしないと信じた人がたくさんいます。

和田　たぶん3年間で2000人以上の人が、コロナワクチン接種後、1カ月以内に死んでいます。最近になってやっと厚労省やいろいろなところが、ある程度の因果関係を認めて、補償金を出すようになりました。補償金を出している人だけで800人ぐらいいます。

インターネットに触れることができる若者たちの一部は、ワクチン接種後にどのようなことが起こったかの情報を得て知っています。だけど、コロナワクチンの情報が一番ほしいはずの高齢者にテレビが伝えていない。これはどうなのかと思います。

川田　私も正直に副作用を説明すべきだと思います。テレビに専門家といわれて出てくる人たちは、ワクチン推進派です。どこからいくらお金をもらっているかを明らかにしてから、しゃべってほしい。学会でも発表前に宣言しますよね。

和田　学会では医学における利益相反《りえきそうはん》、つまりＣＯＩ（Conflict of Interest）といって、企業など営利団体からお金はもらっていませんとか、どこからもらっていますとはっきり発表します。必ずいわなくてはいけません。

川田　それから審議会の委員も、最初に表明して、その上で議決には加わりません。しかし、テレビには、明らかに製薬会社からお金をもらっている立派な肩書きの人が出演し、「新型コロナのワクチンを打ちましょう」と発言している。

お金をもらっているなら、そうはっきり言ってほしい。そうでないと、視聴者は、その先生の発言を信じてしまいます。

和田　そのことは、私もずっと思っていました。テレビの場合、この人はここからいくらもらっているとテロップで出せばいい。

川田　テレビ局側はその医師がお金をもらっているかをチェックして、出演させるかどうかを決めればいいのです。

それから、新型コロナのワクチン接種をしているクリニックは、ワクチンでボロ儲けしています。外科や眼科などいろいろなところで接種できましたから、利益を出したところはたくさんあります。

コロナワクチン接種後、副反応や副作用が出てクリニックに行くと、「それはワクチンと関係ない」といわれて診てもらえず、泣き寝入り状態になっていました。

和田　そのとおりです。私は、日本という国の構造上の欠陥があると思います。外科の手術を失敗したら医者が訴えられる。むずかしいお産でさえ、失敗したら医者が訴えられ、逮捕されることさえありました。

ところが内科の医者の場合、薬害で相手がサリドマイドになろうが、スモン病になろうが、医者は訴えられないわけですよ。すぐに症状が出ないから。

で、これがとてもまずいと思うのは、私がアメリカに留学して、アメリカの研修医たちとともに勉強していたとき、ＭＲ（医薬情報担当者）が薬の説明にくると、研修医たちが根掘り葉掘り副作用のことを聞く。なぜかというと、患者に訴えられるからです。つまり、薬の副作用で相手に何かしら症状が出ると、勉強していない医者が悪いということで訴えられてしまいます。訴えられたくないから、研修医たちは副作用の勉強をしているわけです。

一方、日本は副作用で訴えられるのは製薬会社です。副作用で死ぬ人が1万人に1人いたとしても、製薬会社からすると1万人分の薬やワクチンが売れれば、すごい金になるのです。企業が訴えられる分には、医者は屁《へ》でもないということになるわけですよ。

患者も医者もマスク強制の弊害

川田　今回のｍＲＮＡワクチンは、ｍＲＮＡ自体がわかっていないので、それによって何が起きるのか、どんなタンパク質ができるのかもはっきりしていません。現在、いわれているタンパク質以外もできるかもしれない。とにかく未知のものであることが問題です。

脂質《ししつ》ナノ粒子《りゅうし》、ｍＲＮＡの周りをくるんでいるもの自体に毒性があるといわれています。また、ｍＲＮＡが身体の中に入って、細胞から作られるスパイクタンパクも毒性があります。

これまでのワクチンでは、毒性を無毒化したり、弱毒化したりしていました。このスパイクタンパクについては、そうしたことをしていないので毒性がけっこう強く出ます。

和田　日本はコロナが弱毒化しても、怖い病気と宣伝してまわっています。

私は精神科の医者ですから、この状況はとても不自由です。私が現在、通っている保険診療のクリニックは、患者も医者もいまだにマスクが強制されています。精神科医にとっては、患者さんの表情は大事なのに、マスクをしているため表情を見られないのです。

今の精神科の教授は、みんな薬物の研究者ばかりでカウンセリングはできません。だから患者さんの顔がマスクで隠れていても平気なのかもしれない。精神科医は、患者さんが落ち着くために笑顔で接しても、それを患者さんのほうがマスクのために見えないのは問題です。

川田　なるほど。言葉以外に表情でも患者さんの気持ちや状態がわかりますよね。

和田　コロナの流行以降、入院した高齢者は見舞いにきてもらえないとか、死に目にも会ってもらえないということがたくさんありました。少しずつ緩和された今でも、面会時間が5分とか10分の病院がやたら多いということは、まだコロナが怖い病気だと思われているからです。

これからは風邪にもワクチン？

和田　私はそうは思えないけれど、コロナワクチンが有効だとしてもですよ、今ぐらいにコロナウイルスが弱毒化してしまうと、その病気を減らす価値は、風邪を引かないようにワクチンを打ちましょう、といっているのと変わらない。

川田　すでに風邪もワクチンを打ちましょうといい始めています。厚労省の最新のニュースだと風邪を5類にして、風邪のワクチンを作ると言っています。風邪が法定感染症っておかしいでしょう。

和田　そうです。風邪で2万人死ぬじゃないかという理屈がなり立ってしまうのですよ。それはなぜかというと、私は賛成ではないけど、スウェーデンなど、寝たきりになったら生きていられない国があります。日本は超高齢社会で、寝たきりの人たちがたくさんいるから、どんな感染症だって死者が出ます。

さっきも言いましたが、265万人の人は風邪でも死にますから、風邪のワクチンを打って救いになるのかということです。

川田　超高齢者はどんなに元気な人でも、老化はさけられませんから体力も免疫力も落ちていますよね。

和田　免疫学の基本ですが、ワクチンというのは、基本的にはB細胞という免疫細胞があって、それに学習をさせる。つまり、普通だったら、インフルエンザであれ、コロナであれ、はしかであれ、かかったら、それにこりて、B細胞が次からそのウイルスに対して抗体を作る。で、ワクチンというのは、かかっていないのにB細胞に学習をさせて抗体を作るというメカニズムです。

その風邪で死亡する265万人は、もうB細胞の力が弱っていて、ワクチンを打ったところで抗体をしょぼしょぼっとしか作れない。だからあまり意味がない。

コロナもワクチンを打っているのに死者が大量に出たのは当たり前の話です。なぜなら、すでにB細胞が弱っている人にワクチンを打っても意味がないからです。

それなのにコロナで死ぬ人がいるので、高齢者が死んではいけないからと、ワクチンを打ちまくっている現状があります。一番ワクチンの効きそうにないのが高齢者なのに。こういう免疫学の基本を感染症学者が知らないというのは、私は納得できない。

川田　わかってやっているとしたら、本当にひどいことです。感染症の専門医ではない医者たちは、学会の推奨ということをワクチン接種を勧める根拠としています。

小児科の医師に聞いたところ、小児科学会にもいろいろな意見の医者はいるけれども、小児科学会の感染症の専門医が、感染症委員会を作っていて、そこで提言を出すから反対できない。だから小児科の学会の理事会では、感染症の専門家が言っていることが通ってしまいます。

そうすると、一般の臨床の現場の医者たちは、学会が推奨しているものだとか、アメリカでも言われているとかという言い方で、ワクチンをどんどん打っているのです。重症化予防と最初に言われていた効果も、本当に重症化予防効果があるのかどうかは、実際に検証できていません。オミクロン株以降はもう重症化していないので、重症化予防の意味がないのではないかと。

医者のモラルはどこへ

川田　今回のレプリコンワクチンは入院予防といっています。重症化予防でもないのかという感じですが、なぜ入院予防効果でこんなに高額のものを使うのか。それは医療現場が逼迫《ひっぱく》していた状況のときに作られていたからです。医療逼迫は病院の維持費、管理費がかかるので、とにかく医療費削減を一所懸命やろうとした中で、総務省が公立病院の病床削減をやった結果です。病床を減らすと非常事態に備えられなくなってしまいます。

和田　それ以上に、問題は医者のモラルですよ。病院全体の数パーセントしかコロナが疑われる人を診ない。だから風邪をひいて熱を出しても診ない。これって医者のすることかと言いたい。

コロナの患者を診る病院があまりに少ないのです。日本は世界に冠たる病床数の国だから、どんなことがあっても患者を診られるはずです。ところが、〝コロナに関しては専門の病棟以外では診ない〟としたから医療が逼迫しただけの話です。

コロナの初期はわからなかったにしても、ある時期からは普通のインフルエンザの患者を診る程度の防備で大丈夫なことがわかってきたはずです。それなのにコロナ患者を診なかった医療機関があるのは大問題だと思います。

川田　本当にそうですね。今、医療機関が普通に診療していても、診療報酬がどんどん下げられて、東京だけでもクリニックの5割が赤字になっている。経営を維持するためには薬をたくさん使うか、ワクチンを打つかしかない。コロナワクチンを1回打てば1万5000円が入りますから。

しかもコロナワクチンは、医療機関は仕入れるための費用も払わなくていい。医療機関としてはワクチンを打つほど儲かるのです。

和田　おっしゃるとおりです。

日本がものすごく老人などに薬を処方しているのは、医療機関が儲けるためだと思われがちだけど、院外処方だといくら薬を出しても儲かりません。実は医療機関が儲けたいときに、もっともやっているのは検査です。

検査をしてくれるからありがたいと患者には思われていますが、検査はだいたい仕入れ値が3割ぐらいだから、検査をすればするほど儲かります。最近、高い検査が増えています。コロナも検査をすれば儲かるわけです。そして、コロナワクチンはボーナスなのです。

たしかに一部の骨粗鬆症《こつそしょうしょう》の薬や、糖尿病の注射を打つことで儲けている医療機関は増えてはいるけれど、ワクチンは打つ人の数の桁《けた》が違います。つまり医療機関は、薬では儲けられないけれど、ワクチンはボーナスみたいなものだから、どんどん打てというインセンティブがめちゃくちゃ働くのです。

インフルエンザも「用心のために打っておきましょう」というのは、基本的にはワクチンは儲かるからです。ところが、薬は出しても儲からない。

川田　そういうことですよね。インフルエンザワクチンは、前橋医師会の出した「前橋レポート」で効かないことが報告されているのに、「用心のため」も何もないですよね。

参考資料：前橋レポート
「インフルエンザの予防接種」
中田《なかだ》益允《ますみつ》（前橋市医師会）監修

今から14年前（87年）、前橋市医師会に属する前橋市インフルエンザ研究班は、当時80～90％という高率で行われていたワクチンの集団接種は、小中学校のインフルエンザ流行を抑える力がないとする報告書を発刊しました。それは同時に、今のワクチンは、インフルエンザにかかることを防げないということを示したものでした。

その10年くらい前からその後にかけて高まった国民の集団接種批判により、1994年、国はやっと予防接種法を改正し、インフルエンザワクチンを任意接種としました。今も法律上は任意接種です。

しかし、法改正にかかわった厚生省の研究班や審議会の中には、かかることは防げないが、かかった人の症状を軽くすることができるという考え方が強くありました。それが今、予防接種法に特別の分類を設けて、定期接種にしようという提案として表れています。

どうもインフォームドコンセント（知識または情報を与えられて同意すること）の基となる調査や研究より、宣伝のような議論が多いのはそのためではないかと思われます。

小児科医であるわたしは、当時の研究班の資料や経験から、少なくとも子供にとっては見るべき症状軽減効果はないと思っています。最近、山形県のある開業医が、成人も含めて綿密な診断を基に、ワクチンはやってもやらなくても症状には差がないと発表しました。副作用のことは今のところあえて無視されているようですが、とても乳児期から一生の間、毎年2回ずつ接種する気にはなりません。任意接種で十分だと思います。

今のワクチンに混ざっているB型ワクチンは、昔から効かないといわれ、今もワクチン推進論者でさえ効かないという人がいるのにそのままなのも、考えてみればおかしなものです。

裁判を経て、情報公開されるように

川田　今回のコロナは、米国のクリーブランドクリニックからの報告では（引用1）、ワクチンを打てば打つほど感染しているのです。また、イギリス統計局のデータでは（引用2）、未接種と2回接種で比べると、2回接種のほうが亡くなっています。

感染予防効果がないことはあきらかです。ワクチンを打つと免疫が落ちるという海外からの報告もあります。

和田　医師たちはこのようなデータを見ていません。

川田　国はデータを出しません。私が国会議員として請求しても、出せないと言います。

このことは、堤未果《つつみみか》の『堤未果のショック・ドクトリン』という新書にも書いてありますが、かなり不利な条件で国が買わされたのです。そうでないと導入できないというようなことをいわれて、免責条項までついているのです。

副作用情報も、ファイザーは75年後の２０９７年まで、出そうとしませんでした。アメリカの裁判で、ようやくファイザーレポートが出てきて、公開されるようになり、副作用のことがわかってきました。とにかく製薬企業がそういう情報を出さないように、国に対してもやってきたのです。

今回、住民が一所懸命に情報公開を請求して、ようやく地方自治体の情報が出てきました。それを、最近、小島勢二《せいじ》先生（名古屋大学名誉教授）が分析しました。

自治体も出さないようにしていたのですが、裁判を行い、名古屋で情報公開請求した人が裁判で勝って、情報公開を命令として裁判所から引き出した。その結果、愛知県や静岡県の自治体で情報を出すようになってきています。

その情報を分析してわかったことは、新型コロナのワクチンのロットによって、亡くなった人の数が明らかに違うということです（引用3、引用4）。

和田　すごい！

川田　21年の2月から医療従事者に打ったときと、高齢者に打ち始めた4月から7月までの方が亡くなった人が多いのです。8月ぐらいになると減っています。最初の何カ月間に打った人の亡くなる率が高かったということです。

和田　記憶をたどってみると、あの頃、たとえば、ワクチンを打ちたくないという看護師が、無理やり打たされて死んだという話を聞いていました。

当初、打つ日の翌日は休みになるシフトを組むようにいわれていました。3人に1人とか、４人に１人が39度ぐらいの熱が出るわけです。こんなワクチンがあっていいのか、ということです。

ワクチンに関して一番大事なポイントは、病気の薬と違って健康な人に打つものですから、健康な人を病気にしていいのかということです。

川田　絶対ダメですよ。ワクチンは健康な人に打つものだから、薬よりも厳しく審査しなければいけないはずが、今回、薬よりゆるくなってしまいました。しかも、そのワクチンについての毒性の検査もかなり免除されています。遺伝毒性とか、がん原性毒性、つまりがんになるかどうかの毒性も免除されています。動物試験も治験もゆるくなっています。

高齢者が飲んでいる薬の副作用

和田　また同じ例で話しますが、高齢者が運転していて親子が死亡した池袋の交通事故がありました。運転していた人は、普段は安全運転をしていたといいます。

老年医学をやっている医師が見たら、突然暴走したということは、せん妄《もう》という意識障害の可能性がとても高いわけです。ところが、警察もテレビ局も、すぐ年齢が理由であるとして、犠牲者の夫が、「あんな高齢の人に運転してほしくありません」というのをテレビでガンガン流しました。

川田　何度も観ました。

和田　あの交通事故は原因調査を一切していません。ところが裁判期間中にパーキンソン病で、治療も受けていたことがわかっています。パーキンソン病の治療薬は、幻覚、妄想の副作用が出やすいので、運転禁止薬にも選ばれています。アメリカの道路交通安全局も運転障害薬に認定しているにもかかわらず、バックグラウンドの調査がないまま、年齢のせいにしたわけです。

24年の10月に出たＪＡＭＡ（Journal of American Medical Association）というアメリカの医師会雑誌に出た論文に、アメリカの高齢者の車がクラッシュするレベルの交通事故12万件調べてみたら、8割の人が運転障害薬を飲んでいたというのです。

つまり薬を飲んでいない人は、ほとんど事故を起こしていません。そうだとすると、薬のせいだとなるはずなのに、年齢のせいにし続けています。

川田　運転していた飯塚幸三さんは、24年の10月に亡くなられましたね。

和田　飯塚さんが「高齢者には運転免許を返納してほしい」と言っていたとし、いまだに薬が原因だとはどこにもありません。私が、「ビートたけしのＴＶタックル」に出たときに、

「薬のせいの可能性が強いですよ。どう見ても意識障害です」と言ったら、そこだけまるごとカットされていました。

ある時期からは製薬会社からの圧力なのかわからないけど、情報を隠蔽《いんぺい》しています。

メディアが恐怖を煽った

川田　コロナ死ではない人まで、コロナ死にしてしまったことがけっこうあったようですね。

和田　交通事故死の人を検死したときにＰＣＲ検査で陽性になったら、コロナ死なんですよ。

川田　おかしいですよ。アメリカでもコロナ死のカウントの仕方がおかしいと言っています。インフルエンザで亡くなっている数よりも、少なかったのです。

和田　そうです。

川田　インフルエンザの死亡数よりも少ないのに、なぜコロナをこんなに煽るのだろうと、ずっと言われていました。メディアがメディアの役割を、全く果たしていないということです。

和田　老衰、そのほか持病などもろもろの事情で死んだのだけれど、ＰＣＲ検査で陽性が出るとコロナ死にカウントされる。日本には90歳以上が２００万人、要介護５の人が65万人いるのですから別の原因も考えないといけません。そういうめちゃくちゃなことをやっていたわけだから。

川田　新型コロナが流行し始めた最初は、肺までコロナウイルスが入って重症化する人がいるため、人工呼吸器やエクモ（人工肺とポンプを用いた体外循環回路による治療）をやっていました。しかし、オミクロン株以降は喉で止まるようになって、重症化しなくなりました。そこまで怖がる必要がないものなのに、今も日本では怖がり続けています。

日本がほかの国と違うのは、メディアを信じ過ぎてしまうところではないでしょうか。ワクチン接種が始まってから、テレビやラジオの情報番組のスポンサーにファイザーとモデルナの名前が登場するようになったのを知っていますか？

毎日のようにワクチンのことが報道されるのを見ていると、コマーシャルを見ているように、いつの間にか刷り込まれてしまいます。一方、ＹｏｕＴｕｂｅなどのネットメディアは、ワクチンに関する内容はＢＡＮされる、つまり消されてしまうので、テレビと違う情報は入らなくなってしまう。

和田　そうです。ＢＡＮの仕方がえげつなくて、私が出た場面だけＢＡＮされるのならいいけれど、チャンネルまで潰《つぶ》されてしまいます。

川田　よくわかります。チャンネルの中の動画のひとつではなく、チャンネルごとＢＡＮされてしまうんですよね。その結果、チャンネルを運営している人は、ＢＡＮを怖がって、ひっかかる内容を発信しなくなってしまう自主規制が働いているのが現状です。

和田　だから、ＹｏｕＴｕｂｅの会社は犯罪的だと思いますよ。私は今、「和田秀樹チャンネル２」です。なぜ、「２」かというと、「１」が、「コロナなんてただの風邪だ」とか、「ワクチンには危険性があるかもしれない」と言っただけでチャンネルごとＢＡＮされたからです。

川田　ひどいですよね。これも私の妻（堤未果さん）が去年本に書いて出しましたが、アメリカではＹｏｕＴｕｂｅだけでなくAmazonやFacebookも政府のコロナに関する方針と違うものは表示されないように圧力がかかっていたのです。日本も他人事《ひとごと》ではありません。

最近は出版業界でさえも、特定のテーマや切り口を出さないよう、あからさまに自己規制している姿勢になっています。その結果、コロナが怖いことを煽る情報だけが、マスコミを通して高齢者を中心に届けられてしまう。

この本のテーマの一つである、「最大の犠牲者は高齢者」というのはそういう意味です。レプリコンワクチンについても、Ｍｅｉｊｉ Ｓｅｉｋａ ファルマは、全国紙の新聞の全面広告をカラーで2回、掲載し、さらに地方新聞にも広告を出しています。先日、沖縄に行ったとき、沖縄タイムスや琉球新報にも出ていました。テレビコマーシャルもたくさん打っていますし、コマーシャルによってメディアにもかなり影響があると思いますよ。

人の命よりお金

和田　明治製菓（１９１６年10月9日から２０１１年3月31日までの旧商号）という会社は、お菓子の会社だから、広告の出稿量が元々大きい。電通との付き合いも深いから、ワクチンの広告もやりやすかったのではないかと思います。

薬害エイズのときも、ミドリ十字はコテンパンに叩かれたけど、同じように血液製剤を出していた武田薬品や帝人《ていじん》は、ほとんど叩かれていません。とくに武田は叩かれなかった。発売元が薬を医者に勧めていたのに叩かれなかったのです。したことは同じなのに広告出稿量によって、この会社はアウトみたいにするのは、どういう了見なんだと思いますよね。

川田　おっしゃるとおり、本当におかしいですよね。

9年前、とても奇妙なことがありました。

化血研（化学及血清療法研究所）に厚労省の査察が入って、いきなり業務停止になったんです。薬の製造承認の一部変更の届け出がなかったからだというのですが、亡くなった人も出ていないし、健康被害も出ていないのに業務停止まで追い込まれた。

これには違和感しかありません。

実は、化血研はワクチンの製造販売のシェアが大きい一般財団法人でした。一般財団法人は非営利団体なので、たとえ利益が出たとしても分配はしないことが定められています。つまりワクチンを作っていたけれど、儲けなくてよかったんです。

化血研は薬害エイズのミドリ十字と同じ血液製剤も作っていて、薬害エイズ裁判の被告企業の一つだったので、9年前に査察が入ったとき、裁判の原告だった私のところにも取材が来ました。

そのあと起きたことを時系列で見ると、あの取材で「化血研は、非加熱の血液製剤を作ってひどいです」という証言を取るためだったのではないかと思わざるを得ません。

何故ならあの査察の後、政府は化血研をつぶし、ワクチン部門を「ＫＭバイオロジクス株式会社」として分離させたからです。明治との合弁会社です。ワクチンで儲ける必要のない化血研を潰して、株主のために利益拡大をする株式会社にするのは、一体何のためなのか。コロナ禍で日本全国に外資のワクチン工場が雨後《うご》の筍《たけのこ》のように次々に設立された現状を見ると、最大シェアをもちながら利益が出せない化血研の存在はワクチンビジネスに最も邪魔になるでしょう。

和田　ほんとにそうですね。

川田　わかりやすくするために、ワクチンビジネスになる前と後の例を説明しましょう。風疹《ふうしん》やハシカは、1剤が100円以下で、全然儲けになりません。ワクチンが必要とされているから、公益のために作ってきたのです。しかし株式会社が販売するようになった途端、1剤が1万5000円に跳《は》ね上がりました。

今回、新型コロナワクチンは武田薬品も含めて5種類出ていますが、非常に奇妙なことが起きているのをご存知ですか?

なぜかこの5種類、全部値段がほぼ同じなのです。

製造方法も中身も違うのに、なぜ同じ価格なのか?

そんなことは通常あり得ない。

どう考えても、カルテル（多数の事業者が商品の価格や生産数など合同で決定して、市場での競争を抑えている）ではないか。

国会でもすでに闇カルテルではないか？　と、疑惑の声が上がっているのです。

和田　一般財団のときは、卵を原料としているため時間のかかるワクチンの製造でした。

川田　そのとおりです。コロナ禍では、ワクチンを作るのに時間がかかるから間に合わない、大変だ、などと言っていました。

そこで先ほども申し上げたように、時間が短縮できるｍＲＮＡ技術を使うことにし、経産省が国のお金でワクチン製造工場を南相馬《みなみそうま》市と久留米《くるめ》市、小田原市の３カ所に作っています。南相馬は工場が完成し、久留米は25年稼働予定、小田原は28年稼働予定です。

国策で作ったからには、ワクチンを売らなければいけないし、使わせなければいけない。

コロナが流行り始めた当時、マスクを使わせたのと一緒です。

これと同じパターンがアルコール消毒で、コロナ禍のはじめのころ、アルコールが足りないと言って、国が５００億を出して工場を作りましたよね？

実はあのとき、次亜塩素酸《じあえんそさん》の水溶液でも十分に除菌できたことは、あまり知られていません。次亜塩素酸の水溶液はノロウイルスにもインフルエンザにも効き、お金もかからず安くできて、アルコールよりもかぶれないでしょう？

和田　そうです。弱酸性で十分です。

川田　なのに保育所でも福祉施設でも、除菌効果が高い次亜塩素酸の水溶液を使っていたのをやめてしまった。その結果、コロナが広がったのではないか？　とまで言われています。

他の国で使っていたものが、何故日本でだけ使えなくなったのか？

まずＮＨＫが危ないと言い出し、ＮＩＴＥ（製品評価技術基盤機構）という経産省の機関が調べ、日本環境感染学会理事の松本哲哉さんが危ないと発表した。その結果、コロナウイルスの感染防止に有効な次亜塩素酸水溶液が、日本では危ないイメージがついてしまったのです。

その後、事実を主張する次亜塩素酸水の協会からの働きかけなどを経て、現在は、ずいぶん使えるようになりましたが、一度着いたイメージはなかなか払拭《ふっしょく》できず、いまだにまだ使えない雰囲気があるのは、残念でなりません。これもまた、私が常々訴えている、「情報公開」が機能していないことの弊害の一つです。

古い薬のメリット

和田　古い薬ほど飲み続けたときの副作用が読めます。逆に新しい薬は副作用が読めません。だから私は、患者さんにはなるべく古い薬を使います。

川田　過去のデータと経験知がありますからね。

和田　しかも、古い薬は価格がものすごく安い。夜中に何回も目が覚めるタイプの不眠によく効く睡眠薬があります。元々は統合失調症の薬ですが、比較的、副作用が読めるし、夜中に起きなくなるので使っていると、その薬が突然、製造中止になりました。危険性が見つかったとか、勝手な言い訳をするのですが、薬価が安いから使いたくないのは明らかです。このようなことがしょっちゅう起こります。

安全性がわからない薬に、外資が入れば入るほど高コストのものに置き換えられます。だから私は外資を信用していなかったのが、今回、明治製菓までやるのかとあきれています。

川田　明治製菓まで……という失望の声は確かにありますね。日本の企業が日本人に対してそんなことをするのか、と。

和田　一つだけ知ってほしいのは、古い薬でいい薬があって、WHOもエッセンシャルドラッグ（日常診療でよくある疾患や病態の薬物療法で、使用頻度、効果と副作用のバランス、コストなどを考慮して絞り込んだ薬）を200種類決めています。それなのに、そういう薬が日本だけ買えないことがけっこうある。

川田　同じことを小児科の先生からも聞いたことがあります。「安くていい薬は長く使っている薬で副作用もわかっている。そういう薬が今、足りなくなっている」と。

また薬の値段を下げるために、後発医薬品のジェネリックを8割ぐらい使うようになっています。新薬（先発医薬品）とジェネリックでは、作り方が違うので効果も違ってきます。後発医薬品のほうが安いと勧められて、使わされている現状があります。新薬とジェネリックでは同じ成分だとしても、たとえば、胃で溶けるのか、腸で溶けるのかによって薬の効果も違ってくる。そういうことを知らせずに、あたかも同じであるかのようにして価格だけで決めさせる。患者の知る権利が、尊重されているとはいえません。

和田　全部が全部とは言いませんが、ジェネリックの会社の中には、会議室ぐらいの広さの工場で作っているところがあって、どのぐらいの精度なのか、しっかりチェックしているのかと疑問をもってしまいます。

川田　ジェネリックは原価も安く、売価も安いので儲からないから作らない会社が出てきています。さっきの外資と一緒で、使える薬なのに現場で足りなくなっている。私が、日本の医療政策の本質が、薬害エイズ事件のときと、いまだに変わっていないと感じるのは、こういうところなのです。いのちや公衆衛生や患者の権利よりも利益追求を最優先することが、医療現場に多くの歪《ゆが》みを生み出しているのです。

和田　おっしゃるとおりですよ。いろいろなことが起こっています。

たとえば、局所麻酔剤とか、注射薬、あまりに安くて儲からないからだろうけど、作ってくれなくなったから足りなくて、私は外国から輸入する羽目《はめ》になりました。

川田　それもおかしな話ですよね。最近、国内は流通改革もしていて、昔は病院がまとめて卸《おろし》に払っていたのを、1個1個個別の支払いにさせようとして現場は支払いがとても大変です。

和田　そう！

川田　だからコンピュータやネットワーク、ソフトウェアなどの情報技術を活用して、業務を効率化し、高度化するように、IT（Information Technology）化しろとか、デジタル技術を社会に浸透させてよりよいものへと変革するDX（Digital Transformation）化しろと言うのです。

理屈どおりにはいかない

川田　ｍＲＮＡワクチンの危険性は４つあると言われています。
①治験が十分されていない。そのことをしっかりと意識して使わなければいけない。
②妊婦や授乳中の人には使わないほうがいい。
③副作用の情報がファイザーから出てこない。出したデータが公表されていなかったこともあって、多くの人が知らなければいけない情報が知られていなかった。
④副作用が非常に多く、遺伝性疾患を引き起こす可能性もある。
そういう情報が隠されているというか、伝わっていないことが問題だと思います。

和田　医者の立場から言わせてもらうと、長期の副作用を見る必要があります。しかし日本人はあまり問題にしません。
たとえば、50代で血圧が高いとわかったら、平均寿命から考えると、血圧の薬を30年ぐらい飲むことになるわけです。そのときの副作用はあまり問題にされていません。そこを見なければいけないと私は思っています。

古い薬ほど長年使われているから、一定数の副作用があるけれど、どのようなことが起きるのか読めるわけです。ところが、新しく出たばかりの薬は、副作用が5年後、10年後、20年後にどうなるか全くわかりません。

川田　コロナワクチンとして使われている「遺伝子製剤」にいたっては、もうわからないことばかりです。

和田　mRNAワクチンが何らかの形でDNAにくっついて、そこに変性を起こす可能性があるんじゃないのかと私が言ったら、それは妄想だと言われてしまう。

医者たちは理屈どおりに物事が行くと思っているけれど、私は高齢者を30年以上診てきた経験上、むしろ理屈どおりに行かないことのほうが多い。理屈どおりに行かないことが医者たちは全然わかっていない。

やや太めの人のほうが長生きしている。あるいはコレステロールが高めの人のほうが長生きしているとわかっているのに、そんな理屈はあり得ないと言う。

ワクチンにしてもmRNAがDNAになにかしら作用するなんてあり得ないと医者は言うけど、絶対はないと思うわけですよ。絶対がない以上、打たなければどうしようもない人はしかたないとしても、打たなくていい人まで打つのは違うのではないかと私は言いたい。

川田　私もそう思います。

和田　血圧の薬は一番いい例で、アメリカの大規模調査で、血圧が170の人が降圧剤を飲んだ場合と飲んでいない場合で、６年後にどうなるかを見ると、降圧剤を飲んでいない群が脳卒中になったのが８％。飲んでいる群が５％。８％を５％に下げるから、一応、エビデンスはあるとされるけど、深読みをすれば別の見方ができます。薬を飲んでいたら脳卒中にならないと医者は平気で言うけど、５％の人はなっているわけです。

もっと言えば、飲まないと脳卒中になるよと脅《おど》しているけれど、９割以上の人はなっていないわけですよ。８％しかなっていない。

仮に10万分の1が、20万分の1に減って、ものすごく効いたように言うかもしれないけど、ほとんどの人にしてみたら関係ない話です。だったら、これだけの副作用の可能性があって、まだ10年、20年経過観察も終わっていない薬は怖いと思ってしまうのは当たり前です。

川田　今まで日本の平均寿命はずっとのびていました。それがワクチンを打ち始めてから平均寿命が短くなったのは明らかです。（引用5）

和田　そうです。

川田　しかもワクチンを打ち始めてから超過死亡（過去のデータに基づき予測される死亡数を超える死亡）が増えています。厚労省の超過死亡研究班は、20年以降の新型コロナウイルス流行期における全死因、および死因別の超過死亡数の情報を定期的に更新して、公開しています。

20年は全国的に顕著な超過死亡は確認されなかった。しかし21年の4～6月には、通常の年と比較して高い超過死亡数が初めて確認された。さらに21年8～10月、22年2～4月、22年8～9月、22年12月～23年2月にかけてコロナの流行の波と重なるように再度超過死亡が観測されたのです。

それを高齢化が原因だと言っています。このワクチンによって、明らかに亡くなる人が増えていて、それが30万人とか、60万人とか、超過死亡など統計の取り方によって違いますが、実はそのくらい亡くなっている人が増えているのは明らかになっています。それを厚労省は一所懸命、隠そうとして死亡予測数値を上げたので、超過死亡はなくなったとなっています。予測値と実際の値が開いているから、超過死亡だったけれど、予測値を上げたので、そうは見えなくなったのです。

和田　おっしゃるとおりです。実は、20年、コロナ元年は久しぶりに日本の死者数が前年より減りました。まだそのとき、ワクチンは使われてなかった。その年はみんながコロナを怖がって病院に行かなくなったら、逆に死ぬ人が減った。

翌年から死者数が増えているわけです。ワクチンが出回るようになればなるほど、死者数が増えるという現象が見られる。

川田　打って効果があったのなら、減らなきゃいけない。だけど効果がなく、余計に亡くなる人が増えています。病院は患者がこなくなったと言うけれど、それは患者が亡くなったからですよ。

和田　そう思います。

話は変わりますが、栄養はとても大事なのに、日本の医学で一番足りないのは栄養学。大学医学部では栄養学を教えていません。

川田　栄養は健康な人にも疾患がある人にも、とても大事なのに。

和田　たとえば、日本人の死因のトップの変化は栄養学で説明できます。

１９５０年までは死因のトップは結核でした。それがストレプトマイシンのおかげで減ったように医者は言いますが、これは結核になったときの治療薬で、しかも50年くらいまではほとんど流通していませんでした。実際は結核になる人が減ったのです。これは米軍が脱脂粉乳《だっしふんにゅう》を配って栄養状態が改善して免疫力が上がったからです。

その後、脳卒中が死因のトップになりましたが、その後、脳出血は激減しました。これも血圧の薬の寄与はわずかで、タンパク質の摂取量が増えて、血管が破れにくくなったからで、今では脳出血での死亡はがんより格段に少ない。

薬より栄養が日本人の寿命を延ばしたと言っても過言ではないのに、日本の大学医学部では学べないのです。

川田　それこそが国益を損ねていると思います。

栄養学は、多くの疾患＝体内の分子が正常な状態ではなくなることと考える医学です。正常化するために不足している栄養素を補給することで自然治癒力を高め、病態を改善させる。栄養が足りていれば、病気は防ぐことができるし、病気になっても不足した栄養素を体内に取り入れれば改善するからです。

今、日本では子供たちを中心に、深刻なミネラル不足に陥っていることが指摘されています。昔のようにお味噌汁、魚介類《ぎょかいるい》を食べなくなっているし、必要な栄養素、ミネラル、カルシウム、マグネシウムなどが日常の食事から摂《と》れなくなっています。

売っているお惣菜《そうざい》やお弁当の多くに含まれている「リン酸塩」は、栄養の吸収を阻害しますから、出来合いのものばかり食べていると栄養不足になってしまう。すると身体に不調が出てきます。

もう一つ、栄養不足になる原因に、食材の「洗い過ぎ」があります。O157（腸管出血性大腸菌感染症）の発生を防ぐためとして、野菜を何度も洗うので、水溶性のミネラルが流れてしまう。それを加工食品に使い、野菜の香りを後からつけ、調味料や着色料、食品添加物も使用しているのです。

和田　高齢者はたんぱく質が不足している人が50%ぐらいいます。健康な身体を維持するためにはタンパク質が大切です。だから、肉類や魚介類を食べている人は元気です。

川田　日本人は糖質中心ですからね。栄養不足がいろいろな病気につながることを考えると、新鮮な地のもの、旬のものを食べて、病気になりにくい身体にすることをもっと教育する必要がありますね。健康を維持するためには、薬以前に、まず何よりも食がとても大切だからです。健康な人はその身体の状態を維持し、病気の人は自分の身体の栄養状態を知って、足りていないものを補うと、症状が改善される。私は国会議員として、食を通じて健康を取り戻していくことが、もっと重視されるべきだと思っています。

和田　だから医者が栄養学を学ぶ必要があります。

接種をやめて、立ち止まるべき

川田　レプリコンワクチンは従来型に比べると使う量が少ないので、副作用は少ないというメリットがあると言われています。

しかしその一方で、mRNA自体は増殖してゆくので注意しなければなりません。mRNAが増えて細胞に入ったらスパイクタンパクもできる。治験データを見ても、明らかにスパイクタンパクの量が増えています。しかもこのワクチンにはブレーキがついていないので、止めるのはその人の身体の免疫機能、体質や体力、体調で決まるのです。

2週間で体内からなくなるという話でしたが、実は接種してから2年後にも体内でスパイクタンパクが発見されている。どのくらいの期間、体内のどの場所に残るかはわかりません。

しかも、今までは注射した腕にだけ留まると言っていたのが、ナノレベルに細かいので脳にまで到達する、という指摘が出ています。これはとても怖いことです。

体内で過剰に生産し続けてしまうこと。

身体の中でどういうことになるかわからないこと。

郵 便 は が き

63円切手を
お貼り
ください

101-0003

東京都千代田区一ツ橋2-4-3
光文恒産ビル2F

(株)飛鳥新社　出版部　読者カード係行

フリガナ	性別　男・女
ご氏名	年齢　　歳
フリガナ	
ご住所〒 TEL　（　　）	
お買い上げの書籍タイトル	
ご職業 1.会社員　2.公務員　3.学生　4.自営業　5.教員　6.自由業　7.主婦　8.その他（　　）	
お買い上げのショップ名　所在地	

★ご記入いただいた個人情報は、弊社出版物の資料目的以外で使用することはありません。

このたびは飛鳥新社の本をお購入いただきありがとうございます。

今後の出版物の参考にさせていただきますので、以下の質問にお答え下さい。ご協力よろしくお願いいたします。

■この本を最初に何でお知りになりましたか

1.新聞広告（　　　　　　新聞）
2.webサイトやSNSを見て（サイト名　　　　　　　　　　）
3.新聞・雑誌の紹介記事を読んで（紙・誌名　　　　　　　　　　）
4.TV・ラジオで　5.書店で実物を見て　6.知人にすすめられて
7.その他（　　　　　　　　　　）

■この本をお買い求めになった動機は何ですか

1.テーマに興味があったので　2.タイトルに惹かれて
3.装丁・帯に惹かれて　4.著者に惹かれて
5.広告・書評に惹かれて　6.その他（　　　　　　　　　　）

■本書へのご意見・ご感想をお聞かせ下さい

■いまあなたが興味を持たれているテーマや人物をお教え下さい

※あなたのご意見・ご感想を新聞・雑誌広告や小社ホームページ・SNS上で
1.掲載してもよい　2.掲載しては困る　3.匿名ならよい

ホームページURL https://www.asukashinsha.co.jp

言っていることがどんどん変わっているのは、結局実態がわかっていないからで、そういうものを高齢者と基礎疾患を持つ国民に定期的に打たせようとしているのです。

和田　資本主義の世の中の怖いところがあります。ITの場合でもどんなバグ（不具合）が出るとか、どんなことが起こるかがわかっていない段階で製品を売って、それをユーザーが指摘することで少しずつ変えていけばいいという売り方が主流になってきました。

つまり、日本の製造業が強かった頃は自信をもってから市場に出していた。しかし、IT以降はでき損ないを出しても、後から改良すればいいという考え方に変わってきた。

ITの場合、それによって情報漏洩《ろうえい》が起こるかもしれないけど、人の命に関わらない。しかし医療はそれでは困ります。だからでき損ないを出してみて、それができ損ないだとわかった場合は、その後に改良すればいいという考え方は、最初に打たされている人、飲まされている人にとって、ものすごいリスクです。それを正直に言うのなら、まだ許せるけれど、説明も情報もない。

川田　繰り返すようですが「情報公開」が本当に不可欠です。その上で、今は、見直すために一時停止する、いったん立ち止まることが必要だと思いますね。

和田　そうです。立ち止まることです。

川田　厚労省はここで立ち止まるべきです。

子宮頸《けい》がんワクチンのときも、一時的にでも接種勧奨をやめることができたのだから、できないはずはありません。かつてやったのだから、やればいいじゃないかと、私はずっと言い続けています。

和田　そのとおりですよ。

川田　厚労省側は「ほかの国でもやっています」と言いますが、やっていません。「アメリカでもやってます」とも言いますが、アメリカはトランプ政権で、保健福祉省長官になったロバート・ケネディ・Jr.が公衆衛生の政策を変更し、各種ワクチンの安全性や承認プロセスを検証すると言っています。アメリカの政策が変われば、日本も変わるかもしれない。結局今まで、日本はあらゆることにおいて、他国の失敗から学ぶことをせずに、いつもアメリカのあとを追ってきたのですから。

和田　そう、おっしゃるとおりです。

なぜ正しい情報を伝えないのか

川田　ほかの国でできることが、なぜ日本はできないのかということが、たくさんあります。こうしたことを本来はメディアが言わなければいけない。メディアが報じないから国民も知らないまま、これでは厚労省はいつまでも変わりません。

和田　日本は都合のいいところだけはほかの国がやっているかどうかを気にするけど、ほかの国がきちんとしたことを言っても聞きません。

たとえば、ＷＨＯは昔からタバコも悪いけど、酒も悪いからと、外国の多くはお酒を飲んでいるシーンの広告はありません。酒の24時間販売をやめることにさんざん干渉しているのに、日本はお酒会社を敵に回すとメディアの広告収入が減るから、いまだにビールを飲んでいるシーンをコマーシャルでやっています。海外では、飲酒シーンはダメ、何時以降の酒の販売はダメと規定が厳しい。とくにお酒の24時間販売は、依存症を増やすだけだというので、アメリカでは深夜、お酒は絶対買えません。どこの国でも大概そうですよ。

川田　日本は他国のよいところをどんどん取り入れたらいいのです。

和田　それからほかの国には自殺報道のガイドラインがあります。中国で人を巻き込む事故が次から次へと起こっていて、それに情報統制しているという報道がありますが、あれも情報統制はしたほうがいいと思います。真似する人が出てくるからです。

そういう外国でやられている規制で、都合が悪いことだけ隠すのが日本。このジャーナル（ＪＡＭＡ＝アメリカ医師会雑誌）によると、アメリカの道路交通安全局が、高齢者は運転事故を起こしたくなければ薬をやめて下さいと、10年ぐらい前から言っていると強調しています。それなのに日本のテレビ局は、高齢者の事故に関して、薬が絡《から》んでいるなんて話は一切言わない。そうやって日本人は外国の論文なんて読めないだろうと、みんなタカをくっていると、今は翻訳機能を使えばみんな読めるから恥かくよ、という話になると思いますよ。

日本は基幹産業の国際競争力が落ちています。論文の数ひとつを取ってみても、人口が日本の半分にもいかない韓国よりも少ない。そんなことでどうするのか。

日本は国が研究にお金を出しません。私たちが学生の頃から、医学部に関してはそうです。要するに、大学の医学部、医局が、製薬会社に研究費を依存している。だから製薬会社に逆らえないのが大きな問題なのです。薬に対して批判的な研究をしようものなら、この医局が干上《ひあ》がってしまう。それどころか、けしからん学者を雇っているという話にさえなりかねない。

川田　そうです。大学自体に圧力をかけてきます。結局、製薬会社に逆らうと大学の中で現役の先生が研究者でいられなくなってしまう。結果的に追い出されるのです。

和田　お前のせいで研究費が取れないじゃないかというようにね。大学が製薬会社に依存している状況をなんとか変えないと、薬の副作用の研究はできません。

アメリカの場合、もう一つ面白いのは、薬を増やす研究は製薬会社がお金を出すわけだけど、薬を減らす研究に関しては保険会社がお金を出してくれる。

川田　なるほど。

和田　つまり薬が減れば保険会社が払うお金が減る。日本は薬を減らす研究にスポンサーがつきません。

川田　そういうことですね。今、研究者はお金がなくて、本当に研究できなくなっています。旧国立大学（現在は独立行政法人）では、競争的資金では机も買えません。金沢大学はトイレの改修費用もクラウドファンディングです。だから安全性とか基礎研究をする先生がいなくなってしまった。一所懸命、先生たちが研究したことを出しても、学会とかジャーナルから勝手に取り下げられたりしています。だからいろいろな情報が入らなくなってきました。

和田　健保組合も大赤字。本当はそういうところが、もっと薬を減らす研究をしてくれよ、と言ってお金を出すべきなんです。

川田　そうですね。研究費が出ないから研究できず、現役の医者が発言できなくなっている。学会もほとんどスポンサーで成り立っている。大きな学会ほどそうで、ホテルの会場を確保したり、ランチョンセミナーなど豪華にやったりしています。昔ほどの接待はないそうですが、学会が製薬会社のお抱えになっている。

和田　まあまあ露骨にやっています。研究費の中でも、今の政策活動費みたいに使途を明瞭にしなくてもいい研究費を製薬会社が出しています。だから製薬会社自身が接待しない代わりに、教授が銀座に飲みに行っても、その研究費から出すことがあるわけですよ。

　製薬会社からのお金がないと、ありとあらゆる意味で回らない。私が医者になりたてのときに一番驚いたのは、精神科医師連合が頑張っていた時代、その精神科の教授が薬の研究をしなかった時期に、教授室に行ったらエアコンが入ってない。それで、「なぜ?」と聞くと、「予算がついていないから、和田くん、扇風機でも当たって」と言われましたよ。製薬会社からのお金がないと、エアコンさえつけられない。めちゃくちゃですよ。

　ところが、当時の老年科の教授が薬屋にべったりで、その当時の広尾《ひろお》ガーデンヒルズに愛人を囲ってもらっていたと『週刊新潮』に書かれたことがありました。その記事によると、メルセデスベンツのSクラスとジャガーで毎日通勤していると書かれていました。名誉毀損《きそん》で訴えなかったということは、多分、事実だったんでしょう。

つまり製薬会社とくっついていればとてもリッチなのに、製薬会社からお金が入らなければ、エアコンさえつけられない。このシステムがどうなっているのかと言いたい。

川田　研究会もそうです。大問題です。新型コロナのワクチンもほかの薬も製薬会社の利益追求のために人々の命が脅《おびや》かされているのです。私は薬害エイズの被害者ですから、黙ってはいられません。改善することが使命です。

和田 秀樹（わだ ひでき）

1960年、大阪府生まれ。東京大学医学部卒業。精神科医。東京大学医学部付属病院精神神経科助手、米国カール・メニンガー精神医学学校国際フェローを経て、現在、和田秀樹こころと体のクリニック院長。高齢者専門の精神科医療の現場に携《たずさ》わっている。『80歳の壁』『70歳の正解』『コレステロールは下げるな』『医者にヨボヨボにされない47の心得　医療に賢くかかり、死ぬまで元気に生きる方法』など著書多数。

第3章

奇妙なレプリコンワクチン

レプリコンワクチンは遺伝子製剤

最初に、はっきりさせておかなければならないことがあります。

コロナワクチンは、皆さんが知っている、普通のワクチンと同じではありません。

ｍＲＮＡという技術を使った、「遺伝子治療」です。

通常ワクチンというのは、毒を弱めて身体に入れることで、それに対する抗体を作り出して感染を防ぐ、という仕組みになります。

ところがｍＲＮＡ技術を使ったコロナワクチンの場合は、スパイクタンパクを身体の中で作らせるために、毒性を弱めないでそのまま身体に入れるのです。つまり毒があるものを人体に入れるとわかっていて打たなければいけません。

ＷＨＯは、世界中の多くの人がワクチン接種や新型コロナの感染によってもう「免疫を獲得した」として、２０２３年3月28日に、ワクチン接種の優先度に関する新たな指針を公表しました。

医療従事者のほか、高齢者、糖尿病や心疾患などの基礎疾患がある人、免疫不全の人、妊婦は最も優先度が高いとして、半年または1年ごとの定期的な接種を推奨することにしたのです。

60歳未満の健康な成人や、基礎疾患のある子供や若者については、追加接種（いわゆるブースター接種）は1回まで推奨、それ以上の接種は、安全だが公衆衛生上の効果は比較的低いとして、定期接種は推奨していません。

さらに、健康な子供や若者への接種については、安全で効果はあるものの、コロナは感染しても重症化しにくいため、ワクチンの効果は低いとして、接種するかどうかは各国の判断に委《ゆだ》ねています。

このWHOの指針をもとに各国は今後のワクチン接種の方針を策定することになったのです。

もう一度言います。コロナワクチンは、皆さんがよく知っている、昔から使われていたワクチンとは、別物だと思って下さい。

危険をはらんだ「3つのO」

京都大学名誉教授の福島雅典先生が、遺伝子製剤（mRNA脂質ナノ粒子製剤、レプリコン製剤）には「3つのOがある」と、『文藝春秋』（2024年4月号から6月号）の連載に記されています。

1つ目のOが、「Ｏｆｆ　ｔａｒｇｅｔ」。オフターゲットは「的外れ」。狙ったところとは別の箇所に作用してしまうことです。

2つ目は、「Ｏｖｅｒ　ｐｒｏｄｕｃｔｉｏｎ」。オーバープロダクションは「過剰生産」。体内でスパイクタンパクを作り過ぎてしまい、ブレーキが利きません。

3つ目は、「Ｏｕｔ　ｏｆ　ｃｏｎｔｒｏｌ」。アウト・オブ・コントロールは「制御不能」。体内でどんどん生産されたスパイクタンパクが、コントロール不能のまま、全臓器に分布してしまうケースが明らかになっています。

「ワクチン」と称する、この遺伝子製剤、脂質ナノ粒子は、ＰＭＤＡ（独立行政法人医薬品医療機器総合機構）・厚労省に提出されたファイザー社のデータで、体中の全組織に48時間以内に分布することが示されています。ナノ粒子の性質、細胞の機能からして、それは、あらゆる組織・細胞に取り込まれます。たとえば、脳にも取り込まれます。血液脳関門という、有害物質が入り込まないように脳を守っている機能も破壊されます。「ワクチン」が脳に入ってそこで、スパイクタンパクができれば、重大な炎症、自己免疫疾患、神経障害が起きます。

女性の場合は卵巣にたくさん集まっていることが、そのファイザー社からPMDAに提出された資料から明白です。生まれてくる子供にどのような影響があるのかも全くわかっていません。

最近になって、この「ワクチン」が胎盤を通過して、胎児に及ぶことが論文として報告されました。どのような新薬でも、動物実験で体内分布や胎盤を通過するかどうか、遺伝毒性があるかどうか、発がん性があるかどうか、免疫原性（抗原などの異物が体内で免疫応答を引き起こす能力）があるかどうか、承認申請に際して動物実験データの提出を求められますが、今回、「ワクチン」と称して、そのような新薬で求められる一般的、非臨床研究データは一切審査に求められておりません。これが間違いの元だったのです。

身体の中の免疫が「ワクチン」にどのように応答するのか、よくわかっていませんが、はっきりしているのは、それらが細胞に取り込まれて、スパイクタンパクができれば、その大変な毒性（そこら中で血栓を形成することや、ミトコンドリア毒性があり細胞障害が起こること等々）が体中に及ぶこと、ナノ粒子製剤そのものに非常に強い炎症性があること、自己免疫疾患がありとあらゆる臓器組織で起こり得ること等々です。有害作用は枚挙《まいきょ》に遑《いとま》がありません。事実、すべての臓器について、おびただしい数の副作用に関する論文が報告されています。

おまけに極めて厄介なことに、スパイクタンパクに対するIgG4という抗体ができます。このIgG4抗体が過剰に増えるとコロナにますます感染しやすくなったり、がんに対する本来の腫瘍《しゅよう》免疫が阻害されたり、「ワクチン」接種前のまともだった自然免疫も低下し、心臓血管疾患、神経疾患、がん、その他いろいろな病気の歯止めがきかなくなる可能性があり、体質が変わってしまったとしか言えない状態になってしまうのです。

日本初の遺伝子製剤が、十分な説明とインフォームドコンセントなしに接種されていることは倫理的に違反していると言って、日本看護倫理学会は「新型コロナウイルス感染症予防接種に導入されるレプリコンワクチンへの懸念　自分と周りの人々のために」と題する緊急反対声明を出しました（看護倫理学会ホームページ・2024年8月8日確認、2025年3月11日時点で掲載）。

mRNAワクチンとはなにか

私はレプリコンという新しい遺伝子製剤は、安全性についての検証が不十分ではないかと、何度も質問主意書と予算委員会で質問しましたが、政府からは一度も納得のいく回答は得られませんでした。

24年10月から65歳以上の高齢者のコロナワクチンの定期接種が始まりました。そのワクチンにはレプリコンワクチン（自己増殖型mRNAワクチン）が承認され、加わりました。20年から接種していたのはmRNAワクチンです。

では、レプリコンワクチンでなくmRNAワクチンを選択すればいいのか？　というと、そうでもありません。なぜなら、mRNAワクチンそのものに、問題があるからです。

従来、使われているのは「不活化《ふかつか》ワクチン」という種類です。

不活化ワクチンは、ウイルスや細菌の毒性をなくして、免疫を作るのに必要な成分だけを製剤にしたもの。接種しても、その病気になることはありません。たとえばインフルエンザや日本脳炎のワクチンなどです。また、毒性を弱めた病原体を材料とするものには、風疹《ふうしん》やBCGのワクチンなどがあります。私は不活化ワクチンでさえも、接種後に体内でどうなるのか、今も疑問に思っていますが。

さて、不活化ワクチンを作るためには、ウイルスやタンパク質を大量に作る培養という手順が必要です。ところが、新型コロナのように急速に広まった世界的な感染症に即応するには時間がかかりすぎて間に合いません。

そこで登場したのがｍＲＮＡという技術でした。

ｍＲＮＡとは、設計図と指示書のようなもの。ＲＮＡは生体内でタンパク質を作るための情報源です。あらゆる生物は細胞の中に遺伝子情報のＤＮＡ（デオキシリボ核酸）をもっています。ＤＮＡには生命現象を担《にな》うタンパク質（消化酵素、細胞骨格、筋肉など）の設計図が書かれています。タンパク質を作るときには設計図として「ｍＲＮＡ」というＤＮＡのコピーが必要になりますから、ｍＲＮＡワクチンはこの「ｍＲＮＡ」を人工的に合成して体に接種し、体内で病原体のタンパク質を作らせることで獲得免疫を記憶させるという仕組みです。

身体の中でタンパク質を作らせるので、従来の不活化ワクチンのように培養する時間と手間が省ける、というわけですね。

こう聞く限りパンデミックのような緊急時には便利そうですが、ここで一つ問題があります。

成熟したｍＲＮＡは、ナノレベルに小さいので、細胞核から外に出られるのです。一度出てしまったら最後、そのｍＲＮＡが、身体の中のどこに行き、どのようになるのかは、もうわかりません。

なぜなら、１つのｍＲＮＡは、大きさや役割もさまざまで、たくさんのタンパク質を作るので、これによってウイルスを活性化させてしまう可能性さえあるのです。ｍＲＮＡが予測不可能と言われるのは、この複雑なメカニズムが、現時点では追跡不能だからです。ｍＲＮＡワクチンは人工的に合成されたものですから、私たちの体内に入ると、免疫防御システムが作動して、「異物がきた」と認識します。すると、スパイクタンパクを作っているのは私たち自身の細胞なのに、自分で自分の細胞を攻撃してしまうかもしれません。すると攻撃された細胞が何かを発症し、病気を作ってしまう、つまり、自己免疫疾患を起こす可能性があるのです。

フランス人の医師アレクサンドラ・アンリオン・コードさんの著書『コロナワクチンその不都合な真実』の中で、「スパイクタンパクは新型コロナウイルスと同じ反応を引き起こすことがあり、場合によっては私たちに害をなす能力がある」と警告しています。この本は、フランスで出版されるとまたたく間にベストセラーになりました。

アレクサンドラさんは、パリ・ディドロ大学で遺伝学の博士号を取得し、ハーバード大学医科大学院で神経内科医として勤務。主な研究分野はＲＮＡおよび遺伝性疾患。ミトコンドリアマイクロＲＮＡの研究の第一人者で、元フランス国立衛生医学研究所主任研究員です。

つまり、レプリコンワクチンは、接種した後、体内でどのようになるのかわからない。mRNAワクチンと同等に安全ですよと言っていますが、それは同等に危険だということでもあるのです。

私が言いたいのは、体内に入るとどのようになるか解明されていないワクチンを体内に入れる危険性を考えてほしいということです。

なにが起こるかわからない

私たち人間の身体には、ウイルスなどの異物が入ってくると、戦って排除する仕組みがあります。それが免疫です。

免疫には、自然免疫と獲得免疫があります。自分の細胞でない異物を素早く攻撃する自然免疫と、一度感染した病原体の特徴を記憶して、次に同じ病原体が体内に入ってくるとそれのみを攻撃する獲得免疫です。

私たちの身体は、この免疫機能が正常に働くことで健康を保っているので、免疫力が落ちると体調が悪くなる、というわけですね。

ワクチンは獲得免疫の性質を利用して作られた医薬品です。つまり病原体が体内に入る前に、病原体のタンパク質などの特徴を記憶させ、病原体が侵入したときに攻撃できるようにする仕組みを使って製品化しています。

新型コロナワクチンは、ｍＲＮＡからタンパク質が作られるので、ｍＲＮＡを使ってタンパク質を体内で人工的に合成させることでワクチンを作れるのではないか、という考えから生まれました。

獲得免疫で実際に病原体の目印とするのは病原体の表面にあるタンパク質です。そのタンパク質を接種する破傷風《はしょうふう》などの不活性化ワクチンもあります。

ｍＲＮＡは配列情報があれば合成でき、今回のような新型コロナのパンデミックにも対応できるというので、出てきたのです。

先ほどの繰り返しになりますが、ｍＲＮＡワクチンは、タンパク質の設計図となるｍＲＮＡを人工的に合成して身体に接種し、体内で病原体のタンパク質を作らせることで、獲得免疫を記憶させます。ウイルスが変異しても、合成するｍＲＮＡの塩基（一部の化学物質を指す総称）の並び方を変えて対応できるとのことです。

塩基配列がタンパク質を作るための重要な暗号なのです。

アレクサンドラさんの著書にもありますが、ｍＲＮＡ製剤自体はすでに難病の治療に使われていても、ｍＲＮＡワクチンは20年ぐらい研究してもまだ成功していません。

前立腺がんの治療の研究で始まりましたが、15年かけても失敗しているのです。皮膚がんや肺がん、胃腸がん、エイズ治療の研究でも、また脳腫瘍や狂犬病の治療でも、従来のワクチンではありえない重大な副作用があることが判明し、失敗し続けています。

ｍＲＮＡワクチンの副作用は、腰痛、中咽頭痛《ちゅういんとう》、咽頭感染症、扁桃炎《へんとうえん》、上気道感染症、すい炎、顔面蜂窩織炎《ほうかしきえん》（皮膚とその下の組織が細菌に感染して炎症が起こる病気）、急性高血圧、卵巣嚢腫《のうしゅ》、精巣がんなどがあげられています。

しかも、ｍＲＮＡによって、何が作られるかわかりません。それが体内のどこに発現するかもわかっていません。書き換わることも含めて、未知なのです。

体内で何が起こるかわからないワクチンを打つのは誰のためでしょう？　製薬企業の儲けのためではないか？　と指摘する人たちもいるほどに、その目的が不明なのです。

初使用ワクチンの危険性

新型コロナワクチンを接種した後に健康被害にあった場合、遺族や後遺症患者が国に対して申請できる、予防接種健康被害救済制度があります（表１）。

24年9月26日までに救済申請された数は１万２００４件。国からワクチンによる健康被害と認定されたのは申請件数の約７割の８１８０件です。また厚労省が「ワクチン接種と死亡との因果関係が否定できない」と認定した人は８４３件でした。

予防接種健康被害救済制度　データ元：厚生労働省
2024年9月2日公表分まで

※新型コロナワクチンを除く これまでの全てのワクチン（期間：1977年2月～）	3,676件 認定
新型コロナワクチン（期間：2021年2月～）	7,994件 認定
さらに①	審査未了は1,641件（うち約78%が認定か？）
さらに②	申請件数は今なお毎月200～300件ほど増えている

予防接種健康被害救済制度　死亡認定数
2024年9月2日公表分まで

※新型コロナワクチンを除く これまでの全てのワクチン（期間：1977年2月～）	158件
新型コロナワクチン（期間：2021年2月～）	777件

※新型コロナワクチン「死亡」申請
1,485件 ➡ 認定 777件／否認 329件　審査未了 381件

表1

人類史上初めて使用する新しいタイプのワクチンだからこそ、健康被害が出ているのだと、京都大学名誉教授の福島雅典先生は、はっきりと指摘しています。

厚労省は、コロナワクチンは接種した腕の筋肉のみに留まると言っていましたが、身体の中は毛細血管が張りめぐらされてつながっていますから、打った腕の筋肉だけに留まるはずはありません。

数分で全身へ行きわたります。

ｍＲＮＡは人工脂質の膜で覆《おお》われて

いるので、全身のあらゆる細胞の中に入ることができると考えられています。身体に抗体を作るために分解されづらくなっているため、人によっては体内でスパイクタンパクを長期間作り続けてしまいます。身体のどの組織や細胞でどれくらい作られるのか、いつまで作られて、どのようにして体外に排出されるのかなど、わからないことばかりだと福島先生はおっしゃっています。

このようにさまざまな病気を引き起こす原因になる可能性があることが、接種を受ける側の人に知らされていません。

厚労省のワクチン副反応を検討する専門家分科会によると、医療機関からの副反応の疑いの報告は、心筋炎や心膜炎、血栓症《けっせんしょう》が上位を占めているのです。

ここは、とても重要なので、何度も申しあげます。スパイクタンパクを生産する細胞は、身体にとっては異物です。スパイクタンパクを作っているのは自分自身の細胞なのに、異物と認識されて、自分自身の免疫システムがこれを攻撃してしまう。自分の細胞を自分の免疫が攻撃するのです。これによって自己免疫疾患や各臓器の機能不全など、あらゆる疾患が起こるリスクがあることが、国民に知らされていないのです。

本来必要な安全審査も承認も省略

新型コロナワクチンは、緊急事態だからといって、本来検査すべきことを飛ばして承認してしまいました。

みなさんは、承認の過程をテレビや新聞が報道しているのを聞いたことがありますか？ ありませんね？ これが日本のメディアの最大の問題です。

WHOは各国政府にロードマップを作成し、研究者たちに、研究、開発を加速させ、ワクチンの製造法が発見されたら後遺症のリスクを研究する、ワクチンの有効性を評価するテストを考案することを要求しています。

アメリカはトランプ大統領の「ワープスピード計画」によって、公式ワクチン接種まで、たった10カ月という驚異的な速さでした。

日本でもまた、新型コロナウイルス感染症は緊急事態だということで、本来必要な安全審査をすり抜けて承認してしまったのです。

レプリコンワクチンについても、対象となるコロナ株の種類が違うのに、一部変更申請という書類だけで、試験なしで通ってしまいました。通常は株が違う場合は、1から臨床試験をやり直さなければなりません。けれどここでも「緊急だから」「急いでるから」というのを理由に、なんと「株だけ変わりました」という書類を添えて提出させて、承認してしまったのです。承認されたタイミングも、非常に政治的でした。

『堤未果《つつみみか》のショック・ドクトリン』という本にこうした手法について詳しく書いてありますが、自民党総裁選挙告示日の夜6時半に、非公開で薬事審議会の第2部会が開かれていたのです。そこでこのレプリコンワクチンが、「株だけ変わりました」という一部変更書類をたった一回報告しただけで、承認されてしまったのです。

マスコミの総裁選報道の裏側で、国民のいのちに関わる決定がこっそりされていたことに、怒りしかありません。

外資の薬にはゆるい日本の承認制度

このように、日本の薬の承認制度に問題があるのは、コロナワクチンだけではありません。

日本で初めて承認されたMSD発売の経口《けいこう》コロナウイルス感染症治療薬、ラゲブリオ（感染細胞内でウイルスが増殖するのを阻害すると言われる）は、ヨーロッパでは効果がないとして承認を取り消されています。

著名な医学誌である『British Medical Journal』（22年10月11日）では「ラゲブリオは重症化を減らさなかった」、『THE Lancet』（22年12月22日）では、「ラゲブリオは有症状期間を2〜4日間短縮させるものの、重症化または死亡のリスクは減らさない」と、いずれも効果がなかったことが結論づけられています。

23年2月24日、欧州連合（EU）の医薬品規制当局である欧州医薬品庁（EMA）は「ラゲブリオの販売承認の拒否を勧告する」と発表、オーストラリア政府は22年12月2日の時点で「ラゲブリオを日常的に使用すべきでない」という勧告を出しました。

なのにまだ日本は承認したまま、こんなに高額な薬を、コロナに使いつづけているのです。インフルエンザで使われタミフルも、7日で治るところが6日で治る程度の効果しかなく、ほかの国では使っていません。

これも日本では使い続けています。

動物実験も十分にやっていない

24年11月、武漢型コロナで作られた新薬が承認されました。今回もまた、武漢型株にJ

N・1型のコロナで作ったという変更だけで承認されました。

本当は遺伝子が変わっているので、治験もやり直すべきなのです。治験と言っても1万人ぐらいなので、市場で使う場合は、市販後調査をやるべきです。そういう治験も行っていません。普通の薬でやるはずの動物実験もワクチンというカテゴリーに入れれば、すり抜けてしまえます。

そもそもワクチンは免疫に影響を与えるものなので、通常は急性毒性試験や反復投与毒性試験、生殖発生毒性試験、遺伝毒性試験、がん原性試験、トキシコキネティクス（毒性試験における全身的暴露の評価）をしなければいけません。

必要な動物実験は、急性毒性試験と反復投与毒性試験、局所刺激性と薬医学試験だけなので、ほかの試験は行わなくてよいことになっていることが問題です。その動物実験も十分に行わずに、ワクチンという名前で使ってしまえ、というのが今回の遺伝子製剤です。

65歳以上の定期接種は安全か

新型コロナウイルスのワクチン接種は21年6月から全額を公費負担とする「特例臨時接種」として始まりました。23年5月、新型コロナ感染症は感染症法上の位置付けが2類から5類に変更されました。24年3月末には全額公費負担のワクチン接種も終了しました。最初にも書きましたが、ワクチン接種のお知らせが郵送で届いたとき、「ああ、ワクチンを打たなければ」と思いませんでしたか？

参考資料：厚生労働省　ホームページより

24年10月から65歳以上にコロナワクチンの自治体による定期接種を実施しています。対象は65歳以上。60歳から64歳で対象となるのが、心臓、腎臓《じんぞう》または呼吸器の機能に障害があり、身の回りの生活が極度に制限される方、HIV（ヒト免疫不全ウイルス）による免疫の機能に障害があり、日常生活がほとんど不可能な方。

費用は原則有料。

自治体によっては接種券などが送付されない場合もありますが、接種券なしでも接種可能です。

対象者の方は、接種をご検討ください。詳細は、お住まいの市区町村にお問い合わせください。

定期接種では、以下のメーカーのワクチンを接種できます。自治体や医療機関によって接種できるワクチンが異なる場合があるため、詳細は、お住まいの市町村にお問い合わせください。

mRNAワクチンは、ファイザー社、モデルナ社、第一三共社、Meiji Seikaファルマ社（レプリコンワクチン）

組換えタンパクワクチンは、武田薬品工業社

新型コロナウイルス感染症が流行し、人類に初めて使われたmRNAワクチンの接種が始まりました。これに自己増殖機能をプラスしたレプリコンワクチンという遺伝子製剤を、日本が世界で初めて承認し、日本人が、世界で初めて接種するのです。

先ほども説明したように、mRNAワクチンもレプリコンワクチンも、遺伝子製剤でありながら、パンデミックという緊急事態だからと、「ワクチン」として出すことで、通常の安全審査をくぐり抜け、スピード承認され、ウイルスが変異しても書類一枚だけでクリアして、日本国民に使われることになりました。

こうして、政府とマスコミのキャンペーンでワクチン接種を推奨された日本国民が、次々に接種した結果、その後どうなったのかは、いまだに検証されていません。

ｍＲＮＡワクチンは、現在５種類出ていますが、うち４種類は毒性についての検証が十分にされていません。そしてこれも、マスコミが黙っているので、国民には知らされていないのです。

「レプリコンワクチンの接種は待って下さい」と強調しすぎると、「ファイザーやモデルナなどのほかのワクチンならいいのか？」「他のワクチンの被害を見えなくさせるのか」という人がいますが、本質はそこではありません。コロナワクチンに問題があることが、見えなくなっているのです。

ネット上では賛否の対立も起きています。

「なぜレプリコンワクチンだけ言うんだ。ｍＲＮＡだって危ないのに」と言う人がいたり、「レプリコンワクチンの危険性を発言する奴に気をつけろ」などと、今までワクチン被害を一緒に訴えてきた人をわざわざ叩く人までいます。

しかし、ここで仲違《なかたが》いしている場合ではありません。レプリコンワクチンを打っていない人も多い中、今はまず止めよう、一旦立ち止まろうと、私は言いたいのです。

ｍＲＮＡワクチンはすでに多くの人が打っています。だから５種類を全部止めるよりは、まずレプリコンワクチン１種類を止めて、その後４種類も止めるほうが、順番としてやりやすいと思い、私はまずレプリコンの一時停止を記者会見で訴えました。

色々な立場がありますが、今はまず、一旦立ち止まることが最優先です。

ワクチンの健康被害

今、日本の平均寿命が下がるという、異常事態が起きています。

厚労省が公開しているデータでは、新型コロナウイルス感染症のパンデミックで医療崩壊が取り沙汰《ざた》された20年の日本人平均寿命がピークで、ワクチン接種が国民全体に行き渡った21年に平均寿命が下がり、22年にはさらに低下しました。

これを裏付けるのは、年齢調整死亡率（年齢構成が揃うように調整した死亡率）の推移です。20年に最低となり、21年に上昇し、22年には跳《は》ね上がりました。ワクチン接種後、つまり21年以降、日本人の3大死因のがん、脳卒中、心臓病の死亡率が跳ね上がっています。ワクチンの接種が原因と考えることができる、と言うのです。この数字も氷山の一角です。

福島雅典先生（京都大学名誉教授）も「コロナのワクチンが国民の健康を害したと言える」と言っています。

mRNAワクチンの副作用で亡くなった人の報告数は、24年10月の時点で2283人ですが、政府が因果関係ありとしたのはたったの2人です。11人は因果関係がないとされ、残りの2270人は、情報不足により評価不能だと言うのです。そして死亡しないまでも、9300人を超える数の重篤者《じゅうとくしゃ》がおり、全て合計すると、約3万7800人以上の方々に、副作用や後遺症の被害が出ているのです。職を失った人も多いのですが、どれぐらいいるのかまではわかっていません。政府は調査するべきなのにしようともしません。子供や若い人たちの場合は、未来を失っているのではないかと福島先生は言っています。

福島先生は『文藝春秋』(24年4月号、5月号)で、コロナワクチンの後遺症について書いています。典型的な後遺症には慢性疲労症候群があり、自己免疫疾患である、1型糖尿病を発症した人、同じく自己免疫疾患であるぶどう膜炎やリウマチを発症した人、大動脈解離を起こした人からの疑問に答えました。(『文藝春秋』24年5月号)

福島先生は薬について、次のように言っています。薬は安全であると思っている人が多いかと思いますが、薬には必ず副作用があります。薬は人工的に作ったものですから体にとっては異物。自分の体の中に異物を入れることについて慎重になる必要があります。

福島先生たちワクチン問題研究会は、24年1月11日に厚生労働大臣あてに新型コロナワクチン接種後の健康被害者救済と全国民的な実態調査を求める要望書を提出しました。

⑴ワクチン接種死亡者の全例調査
⑵ワクチン接種後の健康被害者の全例調査
⑶全被害者の救済・補償及び適切な医療の提供
⑷国のワクチン政策の検証
⑸ワクチン接種後健康被害者に対する適切な診断と治療に関する研究の推進

健康被害の実態調査は、十分にされたわけではありません。厚生科学審議会の研究班で行われている調査の報告は、一部の人、とくに指定された専門的な医療機関にたどりついた人たちが調査対象で、多くの人たちはそこまでたどりついていないと患者会の人たちは言っています。

ワクチンを打った後に具合が悪くなって医者に診《み》てもらっても、ワクチンの影響、つまりワクチンの被害として扱ってもらえないというのが彼ら彼女らの主張です。体調不良が長い期間続いて、退職を余儀なくされ、生活に困っている人たちがいます。救済制度の認定が遅れているうえ、短期的にしか見ていません。ワクチンの健康被害を長期的に見て、被害者の人たちを救済するべく、いろいろな政策に取り組む必要があると思っています。そのためにもワクチンの問題をしっかりと検証する必要があります。

ほかの国では情報公開がされているものも、日本では行われていない場合があります。私はワクチンの情報開示を求め続けます。

日本はまだ患者や消費者の立場に立っていないと言えます。だから国として責任をもって、いのちに向き合っていくことが必要です。薬・ワクチンの被害を受けて、身体を壊してしまっては取り返しがつきません。

裏付けがない「西浦説」

「8割おじさん」と呼ばれた西浦博氏(京都大学大学院医学研究科教授)を覚えていますか?

西浦氏は、日本内科学会総会のシンポジウムで、ワクチン接種の効果によって第5波では1万8622人の死亡を防ぐことができたと説明しました。

死亡は97%減少したと推定される、とまで言っています。

「そんな高い結果があるのか? 一体どうやって解析したのかを出してほしい」と研究者たちが告発しても、本人からの反論も、西浦説を裏づける論文も、いまだに出ていません。

97%の報告はおかしいのではないかと言われています。このような数字は、裏が取れるまで鵜呑《うの》みにしてはいけません。

参考資料

京都大学大学院医学研究科教授の西浦博教授は23年4月14日、日本内科学会総会のシンポジウムで「数理モデルに基づくリアルタイム分析によると、ワクチン接種の直接的な効果によって第5波では1万8622人の死亡を防ぐことができた」と説明。

仮にワクチン接種が存在していなかった場合を想定すると、「21年8月時点で6300万人が感染し、そのうち36万人が死亡していた可能性がある」とのデータを提示した。こうしたデータを踏まえ、西浦氏は「ワクチン接種は生物学的な作用としての直接効果だけでなく、集団レベルで感染機会を減らすことによる間接効果も大きい。ワクチン接種が全く実施されなかった仮定のシナリオと比較して、死亡は97%減少したと推定される」と強調した。

（ワクチン接種なければ36万人死亡も、京大・西浦氏「今後の日本のコロナ死者、世界トップクラスに」　レポート　23年4月15日（土）配信千葉雄登m3.com編集部）

小島勢二《せいじ》先生が、実際の東京都の人口よりも多い数の感染が防げたのは間接的効果としても、おかしいのではと言っています。西浦氏の研究は論文不正の可能性があると告発されているのに西浦先生はテレビや新聞によく出ています。テレビを観ている人たちは詳しい事情は知りませんから、「やっぱりワクチン打たなきゃいけない」と思うでしょう。

ワクチン接種で免疫力低下

インフルエンザは、高齢者は毎年、ワクチン接種することになっており、日本では約4000万人が打っています。ワクチンを打っているのにインフルエンザにかかる人がたくさんいます。インフルエンザウイルスの変化が早すぎて、ワクチンがついていけないからです。型が合わないと予防接種をしてもインフルエンザにかかってしまいます。このようにワクチンを打っても意味がないのは、すでにインフルエンザでもわかっています。

群馬県の前橋の医師会が報告した前橋レポートでは、インフルエンザワクチンを打った人と打っていない人と比較しても、罹患《りかん》に関係なかったと言っています。

新型コロナウイルス感染症に関しては、打てば打つほど感染しています。

ワクチン接種の回数が増えていくたびに、コロナ感染者数が増え、日本が世界一になりました。

その理由は免疫力が落ちている身体になったからだと思われます。ワクチンは人の身体にとっては人工的に作られた異物ですから、体内に入ると免疫システムが動き出します。

改めて、免疫について、簡単に説明します。

免疫反応とは、自分の細胞と異物を見分けて、異物を取り除こうとする反応で、体内に侵入したウイルス（病原菌）や異物から身体を守ります。私たちが生活しているところには、常に多量の細菌がいますが、免疫システムが働くから病気にかかりません。

免疫には自然免疫と獲得免疫の２種類があります。

自然免疫は、生まれながらに身体に備わっており、体内に侵入した異物を認識すると、最初に攻撃します。

自然免疫には、マクロファージ、顆粒球《かりゅうきゅう》、ＮＫ（ナチュラルキラー）細胞があります。

マクロファージは、死んだ細胞や異物を取り込んで処理します。マクロファージは顆粒球（好中球《こうちゅうきゅう》、好酸球《こうさんきゅう》、好塩基球《こうえんききゅう》からなる）という比較的大きな血球を飲み込むこともできます。リンパ球の1つであるＮＫ細胞は、単独で攻撃するので、異物に対して素早く反応できます。異物への攻撃のほかに、老廃物や変異した細胞を排除するのも自然免疫による作用です。

獲得免疫は、自然免疫でも撃退できない小さな異物や、細胞に入り込んでしまった異物を取り除く働きがあります。獲得免疫は一度、体内に入った異物の情報を記憶しますから、再び同じ異物が侵入したときはより早く対処できます。ワクチンはこの免疫記憶の仕組みを活用したものです。

がんなどの強い敵を攻撃するのは、キラーT細胞です。キラーT細胞は強力な殺傷能力があります。細菌やウイルスなどの小さい敵に対抗するのは、Ｂ細胞というリンパ球で、異物（抗原）に対する抗体を作ります。

自然免疫と獲得免疫が互いに作用し合いながら、異物を攻撃し取り除きます（免疫記憶は獲得記憶だけではなく自然免疫でも起こると言われています）。

このことからわかるように、免疫力が高ければウイルスや細菌などを攻撃して撃退し、より健康になれるのです。ワクチンが体内に入れば身体は異物と認識します。免疫システムで、身体はワクチンと闘います。そうして免疫力が落ちたところに、何度もワクチンを打って、3回、4回、5回、6回、7回と異物であるワクチンが体内に入ってくると、免疫はさらに闘わなければいけない状態になります。こうして免疫はどんどん落ちていくのです。

日本では最大7回のワクチンを打っていますし、24年秋から始まった定期接種も受けていれば、8回もワクチンを接種したことになります。こうして免疫力を低下させてしまっては、また新型コロナ感染症に感染することになってしまいます。これが「抗原原罪」です。抗原原罪とは、同じワクチンを何度も接種することで免疫の固定化が起こり、将来的にウイルス変異に対応できなくなるのではないかという考え方です。

効果がないワクチンを打ち続けて、被害も出ているのに、重症化予防や入院を予防できると言ってワクチン接種を続けているのが現状です。

コロナワクチンを打っているほうが重症化していることもわかってきました。小島先生が浜松市の開示データを解析したところ、2回打っている人のほうが、打っていない人より亡くなった人数が多かったのです。

多くの国はワクチンを4回以上は打っていません。海外の人々は新型コロナを忘れているといいます。いまだにコロナ対策をしているのは日本だけです。

ＦＤＡ（アメリカ食品医薬品局　Food and Drug Administration）が、「コロナワクチンを推奨している」と言っていますが、アメリカも民主党か共和党かで、州によって対応はまちまちです。

25年1月20日、トランプ氏が大統領となりました。そしてワクチン懐疑派として知られるロバート・ケネディ・Jr.が保健福祉省のトップに就《つ》きました。彼がＦＤＡやＣＤＣ（疾《しっ》病《ぺい》対策予防センター　Centers for Disease Control and Prevention）を変えていくと、アメリカも一気にワクチン政策が変わります。アメリカが変われば日本も変わるでしょう。

レプリコンで伝播する可能性

レプリコンワクチンが従来のｍＲＮＡワクチンと異なる点は、接種すると抗体のもとになるスパイクタンパクの設計図を自ら増やす機能をもつことです。そして体内で作り続けます。このことは充分に理解していただけたと思います。

スパイクタンパクとは、コロナウイルス表面のトゲトゲの部分で、ウイルス本体が人の細胞に入るときに必要です。

接種した人の汗や呼吸、空気、接触を通して、ワクチンを打った人から打っていない人の身体に感染するシェディング（伝播《でんぱ》）と言われる危険性も指摘されています。そのため、レプリコンワクチンの治験をするときは、家族や医療従事者から隔離しなければなりません。しかし、政府はほかの人への感染はほとんどないと言っています。

レプリコンワクチンの毒性治験はしていないからわかっていません。わかっていないから、シェディングの影響があるかもしれないと懸念をぶつけると、製薬会社側は、「それは非科学的だ」と言います。

でも村上康文先生（東京理科大学名誉教授）や研究者たちは、「非科学的という言い方をする人自身が科学的ではない」と言っています。

科学というのは、いろいろな意見を集めて、検証して、そこから導き出していくものです。それをやっていないからわからないと言っているのに、大丈夫だと言うのは非科学的です。試験をいろいろとやって、わかったうえで言うなら科学的だけれど、やらないで危ないかもしれないというと、「非科学的だ」という言い方をします。

それを証明しなければいけないのは製薬会社です。そのうえで国が安全だというお墨付きを与えるもののはずです。

ワクチンを打った人から感染？

もし本当にシェディングが起こるとすると、レプリコンワクチンを打った人から打ってない人にどんどんうつり、最後には日本人全員が接種者と同じ状態になってしまう。日本だけでなく海外でも、これを重く捉《とら》えている医療従事者がいるのはそのためです。

カナダ在住のある救命救急医が、「これにストップをかけるには、日本を完全に隔離して鎖国状態にするしかないかもしれない」と言いました。

国内の研究者の間では、「その可能性がある」「可能性はあるがたいしたことはない」「その可能性はない」と見解が分かれています。

感染するかどうかは、マウスなどで試験して、その結果を製薬会社は公開する責任があります。世界初のワクチンを不確実のまま、そうかもしれない、そうでないかもしれないと言っているだけでは埒《らち》があきません。

伝播するリスクの試験をしたのかを政府に質問しました。政府からの回答は、「現時点では、そういう科学的知見がないので、テストはしません」でした。

私は、「安全性がはっきりしない場合は、予防原則をとり、慎重な判断をするのが政府の仕事です。ならば、これはいったん止めたほうがいいのではありませんか？」と質問しました。「今の時点では中止することは考えていません」という回答でした。

18人死者が出たベトナムは承認していないのに。

日本は薬害リスクの検証もしない。無視するというのです。

冒頭でも書きましたが、「レプリコンワクチンは開発国のアメリカも、1・6万人規模で治験したベトナムも承認していません。なぜ、世界で日本だけが承認をしたのですか？その根拠は何ですか？」という私の問いに対する回答はこうでした。

「世界で唯一、日本だけが承認した理由は、知りません」

みなさん、こんなことを言う政府を信用できますか？

エビデンスなしで許可していいのか

レプリコンワクチンは重大な懸念がないということになっています。法律のシステムによってそういうことになっているのです。公害も薬害もその根拠がないと止めることはできないと国が言うのですから未然防止、予防原則が働きません。

2008年の4月に公害の報告書が出ていますが、役所、県や市という自治体では人手不足で企業を監視する役割の人がいません。経験のある人もいませんから、法律があっても立ち入り調査ができないのです。

たとえば、国は、「大阪府に助言はします」と、助言はしますが人は出しません。そういう法律のたて付けになっているので、国が責任をもってやらないし、府もやらないし、市もやらないとなると、企業はやりたい放題です。

それを監視するのは行政の役割としていると、いつまで経っても企業の抜け穴があるし、行政もそれを取り締まらなくても不作為を問われることもありません。後で問題が起きてから、訴えて初めて因果関係が認められる。それも一部だけ。その人だけ賠償すれば、あとは泣き寝入りです。そういう形を続けているといつまでも同じことを繰り返すでしょう。企業は儲けられるだけ儲ければいいという考えです。まずは人々のいのちを守らなければいけないのに利益重視です。

政府の回答への疑問

私は厚生労働委員会と予算委員会の質問主意書で2回、質問しましたが、重大な懸念は認められないという回答です。重大な懸念の定義が何なのかは示していません。何人死亡したら重大だと言うのでしょうか。

健康な人たちが新型コロナワクチンを接種し、体調に不具合が出ても、因果関係が認められていないと言います。結局、因果関係としては認められていないから、ワクチンが危険だとは認められないと言うのです。

厚労省は、被害救済制度は、救済のために広く認定しているという言い方をしています。政府の方針で国民にワクチン接種をさせてきたわけですから、国が検証して、有効性、安全性、因果関係を調べるべきなのです。

認可して市場に出てからは、市販後調査をやらなければなりません。それも含めてしっかり検証するべきだと私は何度も政府に言っています。そもそもコロナは今は重症化していませんから、重症化を予防できているかどうか検証するデータすら取れない状態なのです。

あらゆるワクチンが、レプリコンに

レプリコンワクチンは、新型コロナウイルス感染症だけではなく、インフルエンザのワクチンを作るところまできています。ｍＲＮＡ技術は遺伝子を人の身体の中に入れて細胞を使って増殖させればいいので、抗原を卵で培養して作る工程が省けます。つまり工場がいりません。

今までのｍＲＮＡのワクチンより接種する量が少なくてもｍＲＮＡが自己増殖してくれます。量が少ないから、コストもかからずメーカーにとって製造が安価でコストパフォーマンスがいいので、そのほかのワクチンも、徐々に置き換わってくるでしょう。

メーカー側は、使うのが少量になる分、副作用も少ないだろうとメリットを主張していますが、問題は身体の中でスパイクタンパクが増えることです。打った直後、2、3日後、1週間後から半年ぐらい、身体の中でどこに行き、どのようになるのかわかっていません。

アメリカでは25年の政権交代以降、ｍＲＮＡワクチンを使い続けること自体が議論になっていますが、その間にＭｅｉｊｉ Ｓｅｉｋａ ファルマは、ヨーロッパでもレプリコンワクチンを申請し、先日承認されてしまいました。

日本がレプリコン承認の第1号として前例になったことは言うまでもありません。

持病の悪化や病気を誘発

繰り返しになりますが、コロナウイルスだけでなく、ワクチン自体も、人間の身体にとっては異物です。だから身体に入ると相互作用で持病が悪化したり、病気が誘発されてしまったりします。

運動不足などで新陳代謝が悪くなっているなど、個人によって身体の状態は違います。スポーツをしていて健康そうに見えた人が、新型コロナのワクチン接種後に心筋梗塞で亡くなったケースもあります。このようにワクチンを接種した人の中には、スポーツをしていた若い人など、元気な人にも体調の不具合が出ています。

ワクチンを打ったから重症化しなくてよかった、生きながらえている、とよいほうに捉えている人はたくさんいます。

効果があったと受け止めている人たちが、違う意見が入ってくると、不安になるのを抑えて安心しようとするため、ほかの考え方を否定したくなるのは仕方ありません。自分の考えと同じ情報を一所懸命に知ろうという力が働くのは、精神的なバランスを取る正常な作用でもあるからです。

いろいろな考え方の人がいると受け止められればよいのですが、問題は、異論の排除が起きていることです。ＷＨＯのテドロス事務局長は、今回の新型コロナへの対応の教訓を踏まえ、将来のパンデミックの予防や備え、対応を強化するために、偽情報の取り締まりが必要だと言い続けています。ＷＨＯの権限を強化するパンデミック条約が出されたときは、日本も含めて多くの国で反発の声がおきました。何度も言いますが、「情報公開」は薬害阻止の一丁目一番地であり、ここを譲ってはなりません。

情報規制がされている現状

ワクチンについてSNS、YouTubeで発信し、BAN(運営者からユーザーアカウントを取り上げられ、サービスを利用できなくなる)されるなんてしょっちゅうです。だからニコニコ動画やほかの動画サイトに替えるしかありません。また、Googleの検索も上位には出てこなくなります。

私はブログでレプリコンワクチンへの疑問などを発信していますが、あるときブログの閲覧《えつらん》数が一気に減りました。検索で上位に出ないようにされていたのだと思います。X(旧ツイッター)でも、書き込みが阻害されたり、消されたり、見えなくされたりしています。

それくらい情報が操作され続けているので、ワクチンの問題が人々の中に広がっていきません。AIを使って自動的にBANするように設定するのは人ですから、人為的に行われていると言えます。

反ワクチンやワクチンについて発言する人の意見を消しているのは、デジタル大臣だった河野太郎さんが、ワクチン担当になったことも大きいのではないでしょうか。

菅義偉さんが内閣総理大臣になったときに河野さんに指示し、河野さんが1日100万回、ワクチン接種すると発表し、そのためにできることを一所懸命やったと言っています。

あの時期、コロナの恐怖が世界を覆い、とにかくワクチンを接種することが新型コロナウイルス感染症対策だと、国が一辺倒になったのは仕方ない面もありますが、それでほかの対策もできなくなってしまったことは、明らかに本末転倒でした。

ワクチンを打つことが、本当にいいことなのかという検証すらないまま突き進んでいるのが、今の状況ではないか、いったん止めて検証するべきだと言っても、接種することを勧めている側とぶつかってしまい、前に進めません。

訴訟も辞さない姿勢

24年9月25日にMeiji Seika ファルマの社長、小林大吉郎《だいきちろう》さんがレプリコンワクチンについての記者会見をしました。その後にもう1回、10月8日にMeiji Seika ファルマの社長とアメリカのバイオ企業アークトゥルス・セラピューティクス社、販売を請け負っているオーストラリアのCSLグループの3社長で、記者会見しました。アメリカで研究開発され、オーストラリアが販売権をもち、日本企業だけが飛びついたので、この3社でした。

Meiji Seika ファルマはレプリコンワクチンについて、これまで実施した海外や国内での臨床試験(治験)で有効性が確認されたとしています。

小林社長は「コスタイベ(レプリコンワクチン)を導入した医療機関に対して誹謗《ひぼう》中傷や脅迫が寄せられている。ワクチンの供給に支障が出ている」と指摘し、「医療従事者は客観的データに基づいて話すべきだ。誤った認識がこれ以上流布《るふ》するのを防ぐため、訴訟はやむを得ないと判断した」と話し、批判を繰り返す団体を名誉毀損《きそん》で提訴すると言っています。

製薬会社側は「シェディングのことを言う人は非科学的だ」という言い方をしています。村上康文先生は、「科学はいろいろな仮説を論証して、どれが真実かを追求していくものです。いろいろな意見を言わせなくして、打ち消していくことこそ、非科学的なやり方です。非科学的という言い方が、最も非科学的です」と言っています。

レプリコンワクチンは遺伝子製剤で、まだ人の体内で何が起きるのかがわかっていないことを周知させるべきだと思います。

遺伝子治療と言わずに接種

がんの治療はどんどん進んでいます。がんを標的にする免疫療法「CAR－T細胞療法」の名前を聞いたことがある人も、多いのではないでしょうか。

CAR－T細胞療法は、通常の免疫機能だけでは完全に死滅させることがむずかしい難治性のがんの治療に使われます。患者自身のT細胞を取り出して遺伝子医療の技術を用いるという治療法です。このような治療を小島勢二先生が、名古屋大学小児科で開発し、18年から実際に臨床研究を行っています。

mRNAワクチンは、遺伝子製剤であり、遺伝子治療です。遺伝子治療を受けた患者からのシェディングの試験をやるべきなのにやっていません。この危険性は前から言われていました。mRNAワクチンと言うだけで、遺伝子製剤とか、遺伝子治療だとは言わないでやっていたのです。

新型コロナワクチンを身体の中に入れると、スパイクタンパクという新型コロナウイルスのタンパク質を作ります。体内で作らせるスパイクタンパクを無毒化したり、細胞と結びつかないようにしたりはしていません。だから身体にどのような影響があるのかわからない。このことは前にも書きましたが、遺伝子製剤の怖いところなので繰り返します。

製薬会社は２カ月間でスパイクタンパクが消失するから大丈夫と言っています。しかし、mRNAワクチンでは皮膚で２年間スパイクタンパクが残っていたケースがあります。どのくらい、どのような状況で身体に残っているのかわかっていません。

結局、各個人の体質に関わってきます。その人の免疫の状態がどうなのかで、増殖が止まるか止まらないかが決まります。ワクチンの製品自体にはプログラムされていません。しかも、変異しますから、何が起きるかわからない。そこの治験をしていないのです。人のいのちに関わるので検証を十分にするべきなのにしていません。このように不確実で危ないものなのです。

活かされていないイレッサの教訓

今回のレプリコンワクチンのことは、肺がん用の抗がん剤、イレッサの薬害と重なります。

イレッサは日本で最初に認可されて、世界で初めて承認され、発売された新薬でした。

「薬害イレッサ事件」で弁護士の関口正人さんは以下のように言っています。

イレッサは手術ができない、または再発の非小細胞肺がんに対する抗がん剤で、従来の殺細胞性抗がん剤とは異なる作用機序をもつ「分子標的薬」として開発され、02年7月5日、申請から6カ月あまりという異例の早さで承認されています。

イレッサの承認直後から、重篤な間質性肺炎《かんしつせいはいえん》や急性肺障害の副作用が多発しています。承認から3カ月後の02年10月15日に緊急安全性情報が出た後も被害は続発しました。副作用での死亡例数がほかの抗がん剤と比べると突出して多いのです。発売から、3カ月ほどで22人、5カ月で180人が、副作用の間質性肺炎で亡くなりました。1年間で294人が死亡しています。

承認前の治験で間質性肺炎による死亡が出ていたにもかかわらず、死亡に至る重篤な副作用があるという治験結果は発表されていません。副作用はないと言われていました。厚労省も間質性肺炎の発生に気付いていたけれど、ほかの病名で報告された多くの症例を見落としていたのです。

イレッサの危険性がどのくらいあるのか。

承認後に発表された4つの海外臨床試験で、イレッサは相次いで延命効果の証明に失敗したことで、FDA（Food and Drug Administration 米国食品医薬品局）はイレッサの新規患者への投与を原則禁止し、EUではアストラゼネカ社が自ら承認申請を取り下げました。しかし、日本では、承認条件として行われた国内臨床試験でも延命効果の証明に失敗したにもかかわらず、承認内容の見直しは行われていません。

イレッサの被害規模が大きくなった背景には、アストラゼネカの巧妙なマーケティングがありました。医学雑誌にはアストラゼネカがスポンサーとなった記事が掲載され、専門医がイレッサを賞賛。アストラゼネカのプレスリリースではイレッサの有効性や安全性が強調され、新聞などの一般メディアでも、イレッサを副作用の少ない新抗がん剤として紹介する記事が多数掲載されていました。これらの記事で、承認前に致死的な間質性肺炎の副作用例が発生していたことに触れたものはなかったのです。

こういった報道はイレッサ承認前から行われ、アストラゼネカは、医療用医薬品の広告に対する厳しい規制を回避しつつ、イレッサが副作用の少ない画期的新薬であるとのイメージ作りに成功したのです。

イレッサの初版添付文書には警告欄はなく、「重大な副作用」欄に間質性肺炎についての記載はあっても致死的であること、死亡例が発生していることは明記されていませんでした。

イレッサのイメージ作りには、さまざまな媒体でイレッサを推奨した専門医の役割が大きいが、これら専門医の多くが、イレッサの治験への関与、研究協力に対する謝礼や講演料の受領、寄付金の受領などにより、アストラゼネカと経済的関係をもっていました。

（参考「薬害イレッサ事件」関口正人）

ほかにも薬害イレッサの製薬会社の責任を問うたものが世に出ています。

イレッサ事件は肺がんで死亡したということで裁判は負けました。一審判決は国と企業の責任を認めましたが、東京高裁は、「イレッサが間質性肺炎を起こしたという疑いはあるが、因果関係があるとは言い切れない。また、添付文書には当初から副作用の記載がされており、国にも製薬会社にも責任はない」と二審で正反対の判決をくだしたのです。

第4章

利権の構造

「大切な人を守るため」という同調圧力

多くの国がワクチン接種を義務化する中、日本だけが義務化せず最初からずっと「推奨する」という姿勢をとり続けたことを覚えていますか？

これは日本政府が、個人の選択を重視していたからでしょうか？

私は、2つの意味で違うと思います。

1つ目は、日本社会には、独裁的な政府より、もっとずっと効果的に国民を動かす力を持つ存在、「同調圧力」があること。

2つ目は、何かあったときに責任の所在が曖昧《あいまい》になることです。

日本特有とも言える「同調圧力」は、政府がある種の方向に国民を誘導したいときにその力を発揮します。

国民が反発しそうな政策は無理《むり》強《じ》いすると選挙で票を減らしてしまいますから、あえて強く出ない。代わりに一人一人が自主的にそれをやらざるを得ない「空気」を作り出すのです。

20年。世界各地でロックダウンが実施され、日本でも緊急事態宣言が出されました。長い期間外出できず商売もできず、先の見えない不安と、閉じ込められている精神的苦痛が国中を覆っていたあのタイミングで、政府はあるキャンペーンを仕掛けたのです。20年7月22日から始まった観光業支援事業「ＧｏＴｏトラベル」のキャンペーンとして、ワクチン接種を旅行代金割引の条件に入れたのでした。

21年10月1日～12月26日の約3カ月の期間中、新型コロナウイルスワクチンを出発日前日より14日前までに2回接種した証明書を提出すること。

元々コロナ禍で窮地に追い込まれた観光業界を助けるために、当時全国旅行業界の会長だった自民党の二階俊博幹事長が、お友達企業群のために勢いよく旗を振り、巨額の予算を出してやらせた企画でした。

たちまち感染防止の自粛要請で家に閉じこもっていた人たちが「割引旅行」に殺到し、全国の接種率が上がったのはいうまでもありません。

私が街頭演説をしていると、そっと近寄ってきて「川田さん、ありがとうございます。実は私もワクチン受けていないのです」と小声で言われることがあります。

ワクチンは義務でなく任意ですから、打つか打たないかは個人の自由なはずです。なのに多くの人が、職場や学校や町内会のサークルなどで、打っていないと言えずにいたのは、まさにこの「同調圧力」のせいでした。

もしこれを義務化するとなると法改正や緊急事態を理由にした閣議決定や、場合によっては省令変更をしなければなりません。ですがその結果何か不具合が起きた場合、政府は責任を問われます。

24年の大統領選挙で政権交代したアメリカで、トランプ大統領が最初にした仕事は、コロナ禍でワクチン接種の圧力を受けて職を失った軍人たちの復帰を認めることでした。政府が責任をとったことで、今後似たようなことが急増していくでしょう。

「同調圧力」を利用した日本では、何があっても国民が自主的にやったわけですから、政府は責任を取りません。

コロナワクチン接種が始まってから、社会のために、家族のために、高齢者を守るために打ちましょうという同調圧力によって、ワクチンを打っていないことが悪いことであるかのように煽られていたことを今もよく覚えています。テレビをつけるとどのチャンネルもコロナワクチンを紹介し、こんなにたくさんの人が打ちましたよ、という数字が画面に大きく映されていました。

後になって、ワクチンの副反応や後遺症がようやく伝えられるようになったときも、このワクチンそのものが〈遺伝子製剤〉であり、海外でどんな危険が指摘されているかなど、国民側の判断材料になるような情報は、報道されていませんでした。

お金の流れでわかること

コロナワクチンについて、私がしょっちゅう聞かれることは、

「何故、テレビや新聞、ラジオなどのマスコミは、あんなに一斉にワクチンを宣伝したのか？」

「これだけ健康被害や死亡者が出ているのに、今もまだ、専門家と言われるお医者さんたちが、安全です、打ちましょうと言い続ける意味がわかりません」

製薬会社は、広報部門に巨大な予算をつけることをご存知ですか？

食べものでも薬でも、新しい製品を出すときは、まずメディアに広めてもらうのが重要だからです。

商品のイメージを損ねないよう、メディアは広告主のために、テレビで特集を組んだり、雑誌や新聞ではメリットをうまく書くライターさんや好感度の高いタレントさんを使う。

政府によるワクチン推進もこれと同じ構造です。

違うのは、その予算が私たちの税金から組まれているというところでしょう。新型コロナワクチンのワクチン接種キャンペーンに、多くの著名タレントやインフルエンサーたちが起用されていました。それらは、厚労省のコロナワクチン推進広報事業予算からお金が出ているのです。

今はスマートフォンをとても多くの人が使っていますから、インフルエンサーも大事にしています。人気ユーチューバーが「ワクチンを打たない奴はバカだ」などと発信していました。あるユーチューバーは、ワクチン推進動画を作ると1本で数百万円支払うという政府からの依頼がきたことを暴露して炎上しました。

それでも政府は、緊急事態で国民の衛生上の危機だから、一人でも多くの人にワクチンがしっかり行きわたるように広報するのは、国の大事な役目です、と言いました。

劣化したワクチンを打っていた

適切な条件での運搬、保管であっても、mRNAワクチンが劣化していたことも判明しています。21年、イギリスの医学誌『ブリティッシュ・メディカル・ジャーナル』によると、RNAの完全性（配列）が想像以上に損なわれ、ファイザーとビオンテックのワクチンの55％が劣化していたというのです。

アレクサンドラさん（ＲＮＡおよび遺伝子疾患の第一人者）は著書で、「臨床試験の情報サイト Trial Site News ではっきり述べられているのは、世界の主な規制機関――ＦＤＡをはじめ欧州医薬品局（ＥＭＡ）、カナダ保健省、そしてイギリスの医薬品・医療製品規制庁（ＭＨＲＡ）などはすべて、この問題を把握していた」と書いています。

みんな、劣化したワクチンを打っていたのです。

変異にワクチンはついて行けるのか

社会のために予防は必要だからとコロナワクチンは打たれていきました。１００歩譲ってかつてはそうだとしましょう。感染を予防する効果はあったし、病気を根絶する目的のためにワクチンを打っていました。

しかし、コロナは変異して型が変わります。度重なるウイルスの変化にワクチンはついていけないのが現状です。

何度も変異が起こるわけですから、その予防が人間のレベルでできるのか。長い時間の中で人々が免疫を獲得していくしかないのではないか。それを人為的に、効率的にワクチン接種という形でやろうとして失敗しているのではないか。
わからないことばかりです。

海外で使われなくなったワクチン

海外で使われなくなったものを、日本で使うというのは、薬害エイズのときと同じです。薬害エイズのとき、製薬会社はアメリカ国内向けの血液製剤は加熱し、日本に輸出する血液製剤では加熱しない違う製造ラインで作っていたと言います。安全に加工したものしかアメリカでは売れないからです。

加熱しない血液製剤は工程が減り、コストも下がるから日本に輸出する方針は変えず、製薬企業の利益を生む。

利益のために危険な薬の製造と販売を続けるという、製薬企業のそういう利益主義は、薬害エイズのときから変わっていません。海外で使えなくなったら、日本でも売らないとするべきです。人のいのちを最優先するべきです。規制がない国、ゆるい国だったからこそ、日本が狙われたのです。安倍総理がまず国内の規制緩和をして、国外にも規制が緩められ、ファーストトラック（必要性の高い新薬の審査を優先的に行う制度）が作られていって、臨床試験が終わっていない段階でレプリコンワクチンは製品化されたのです。

国産ワクチンにこだわった理由

ワクチンは海外のものを輸入すると、いろいろと条件をつけられたり、高いものを買わされたりします。だから日本は国産のワクチンを作って、安全が保障されていると言いたかったのです。ワクチンを国産にしなければと動いて作ったのが、レプリコンワクチンです。レプリコンワクチンは、アメリカで研究開発されて、治験をベトナムで行い、販売権をオーストラリアがもっています。それに日本企業、Ｍｅｉｊｉ Ｓｅｉｋａ ファルマが飛びついたのです。

さらに日本はＡＭＥＤ（国立研究開発法人日本医療研究開発機構）とＳＣＡＲＤＡ（先進的研究開発戦略センター）というワクチン関係の新たな組織を作りました。そこからのお金と厚労省のお金が、医薬品や診断薬などを研究開発するセラピューティック社に入っています。厚労省は国産ワクチンを作ることに非常にこだわっていました。

そして経産省がお金を出して、ｍＲＮＡワクチンを作る工場建設をしています。ある党が一所懸命、福島復興のためと言って南相馬《みなみそうま》にワクチン工場を作っています。福岡県の大《おお》牟田《むた》、神奈川県の小田原にも作る予定で、すでに工場建設に国がお金を出して、国産ワクチンを作る場所を押えています。国策だから止められなくなっているのです。

日本は新薬の承認がゆるいから狙われる

24年9月に、mRNAのワクチンを開発したロバート・ウォレス・マローン博士が来日した際、なぜ日本が外資の製薬企業のターゲットになっているのかと記者に聞かれ、こう答えていました。

「日本が一番規制がゆるいからだ」

現在の日本では、治験を行い、承認申請をするのは医療機関ではなく、製薬メーカー。ここが規制がゆるくなる最大の原因でしょう。

しかし日本がワクチンを海外からの輸入に頼っていると、いざというときに国内でワクチンが作れません。そして国内で製造できないからワクチン開発競争に負けたなどと言っているのです。

そしてワクチン競争で世界に勝つために、ほかの国がやっていないこと、つまりレプリコンワクチンをスピード承認したのは一体、誰のためでしょうか?

その後、国産のワクチンを作るために、経産省もお金を投入して工場を建設しています。日本で承認して、海外にも輸出するためでしょう。ワクチンで国際貢献するという大義名分の下《もと》に、日本のワクチンを世界に普及させたいのだと思います。

ですが、安全チェックを省略して最速で承認し、健康被害が出ているのに検証もしていない製品を、今度は海外で打たせるというのは、国際貢献ではなく、人道的に問題ではないでしょうか？

死者が出たらストップするのが基本

Ｍｅｉｊｉ Ｓｅｉｋａ ファルマは、インフルエンザワクチンメーカーとしては大手の会社です。今回のレプリコンワクチンは、認可の仕方がかなりゆるくなっています。

アメリカでも、01年に炭素菌テロがあったことがきっかけとなって、認可をゆるめてきた経緯があります。

『サンデー毎日』のオンラインライブ（ニコ動）で、小島勢二先生と対談したときも、小島先生は、ワクチンの規制がいかにゆるめられてきたかを話されていました。

アメリカのＦＤＡ（Food and Drug Administration、米国食品医薬品局）とヨーロッパのＥ

MA（The European Medicines Agency　欧州医薬品庁）に日本も準じる形でゆるくなりました。WHOもそれに準じてゆるめてきたところがあります。

本来であれば、ワクチンの開発に5年、10年と時間がかかるものを、感染症対策、テロ対策から非常に短期で使えるようにしていった歴史的な経緯があります。現在、ワクチンは薬とは違う審査方法になっています。

薬の場合は病気の人を治療するために使うので危険もあるけれど、効果もあって使うことを医師が患者に説明して承認を得ています。

しかしワクチンは健康な人に病気の予防として使うわけですから、より安全でなければいけません。病気にならないためのワクチンで被害にあうという危険はないのが理想です。つまりワクチンは安全性に配慮しなければいけないはずです。

以前はワクチンでの死亡者が1例でも出たときは、いったんストップし、接種を勧奨するのをやめました。しかし新型コロナワクチンでは、死亡者が出ても無視して打っています。

新型コロナに関しては、緊急事態、パンデミックというショックがあったことも、人々に大きな影響を与えました。学校が一斉休校し、海外ではロックダウンとなり家にこもる。このように社会的な制約があったときに、それよりはワクチンを打って、普通の生活をしたほうがいいという考えになりました。

しかし、今、新型コロナは落ち着いていて、新たにレプリコンワクチンを承認する必要はないはずです。アメリカでは承認していないし、使っていません。

治験をベトナムで行った理由は、ベトナム人がほかのワクチンを打っていなかった、真っさらの状態で打てたからです。1万6000人の治験を行い、結果は有効で安全だと出ました。けれどベトナムではこのワクチンを承認していません。日本国内での治験は2000人しかしていないのに承認されています。日本の医学界からは、ベトナムの治験で判断するのはおかしいと、ワクチン反対の声もたくさんあります。

治験をした後に、最近は市販後の調査をします。しかし、レプリコンワクチンは大規模に打ったときにどうなるか。2回、3回と複数回打ったときにどうなるか。これらの検証は行っていません。

日本では5、6、7、8回と新型コロナワクチンを打っている人たちがいますから、その人たちがどうなのかを見ていかないとわかりません。

なぜ日本で調査がされないのかというと、大学改革をしつつも改革できていない厳しい状況で、大学の運営費交付金が減額されたからです。大学の研究費は製薬会社頼みになっています。そのため、企業に利益のある研究しかお金が出ません。だから安全性の検証や基礎的な研究はできなくなっていると現場の研究者たちは言っています。企業の利益につながらない研究は論文にもならず、雑誌も掲載してくれません。査読すらされない状況です。論文が掲載されても取り下げられることが、日本でも海外でも起きているのが現状です。

TVに出てくる〝専門家〟と製薬会社の関係は？

テレビや新聞などのメディアによく出て、ワクチンを打ちましょうと言っている感染症の専門家たちは、製薬会社からお金をもらって研究しています。そういう人が審議会のメンバーにいます。利益相反《りえきそうはん》にならないように評決には加わらないそうですが、おかしいことに異論も唱えない存在が、審議会のメンバーに必要でしょうか。

たとえば、小児科学会の理事の中にもいろいろな意見の人がいます。それは当然のことです。しかしその学会の感染症委員会で、ワクチン接種を強く推奨する提言があがってくれば、誰も異論も反論も述べることなく、「小児科学会としてワクチンを推奨します」となる。そうすると現場の医師たちは、学会が言っているからワクチンを打つ方針に従います。

薬害エイズのときも同じでしたが、血友《けつゆう》病の専門医と言われる人たちが、血友病の製剤治療の普及に関与していることも多く、研究してきた人たちが「大丈夫です。安全です」と言うので、患者は使用せざるを得ず、それに対して何も言えない状況になります。

そういう状況で、薬を使わない選択をするのは、よっぽど心情的に嫌だとか、宗教上の理由とか、確固たる自分の意思がないかぎりはできないでしょう。

国も、行政も、自治体も、医療者も、専門家も効果があると言っているとなれば、ほとんどの患者は疑わずに使うしかないと受け止めます。マスコミも薬害について、またその検証については伝えていません。

患者のいのちがかかっている

医者や研究者たちが、人のいのちがかかっているという見方をしていないのが大問題です。

私たちは、731部隊の歴史を忘れてはいけません。

満洲を拠点とする731部隊（第二次世界大戦期の大日本帝国陸軍に存在した研究機関。正式名称は「関東軍防疫給水部」）では、兵士の感染症予防や給水体制の研究、細菌戦に使用する生物兵器の研究と開発機関でもあったため、人体実験や生物兵器の実戦的使用を行っていたとされています。

実験した書類をGHQがもって行って、医師部隊の人たちを罰しなかったのは日本だけです。

ドイツはニュルンベルク裁判で人体実験をした医師まで責任を問われ、後に作られた数多くの法令や指針に大きな影響を与えました。1964年の世界医師会が採択したヘルシンキ宣言は、人体実験を行うに当たって守るべき具体的な手続きを示したもので、基本理念はニュルンベルク綱領を踏襲しています。

青木冨貴子《ふきこ》さん（ジャーナリストでありノンフィクション作家）や、故常石《つねいし》敬一さん（日本の科学史や科学論研究者）は、731部隊のことを本に書いています。たとえば部隊を免責するからデータを渡せという条件で、日本は人体実験のデータをアメリカに渡し、免責された人たちが大学の医学部に流れ、とくに国立感染症研究所の前身、国立予防衛生研究所は731部隊の生き残った人たちが関与しているという事実です。

人体実験を行った人の中には、産業界に行った人もいて、株式会社日本ブラッドバンクという会社を作りました。それが後の株式会社ミドリ十字で、現在は、合併され田辺三菱製薬株式会社になっています。

WHOは製薬会社のお金で運営している

コロナパンデミックの4年間、世界では、ワクチンを推奨し、方針を二転三転させたWHOに対する不信感が広がりました。

しかし、特に日本には、まだWHO神話が根強くあり、国連機関が間違うわけがないと思っている人が少なくありません。

しかし残念ながら、WHOは10年ぐらい前から変わってきてしまいました。参加国からのお金で運営していましたが、今は製薬会社のお金で運営するようになったからです。

日本のPMDA（独立行政法人医薬品医療機器総合機構）もそうです。しかも寄付の中身を見ると、お金でなくワクチンの現物というケースも多いということは、ほとんど知られていません。

だからWHOはワクチンを使え、使えと言うのです。おまけに事務局長は中国と非常に近い関係で、中国政府の利害で動いている、とトランプ大統領などから批判されていました。今、WHOは、次のパンデミックに備えてワクチンを推進していますが、今後、ワクチン利権は世界規模の巨大なものになりますから、中国だけでなくアメリカやドイツなど、製薬会社大手は皆、新しい市場として期待しています。

そのＷＨＯとズブズブなのが、日本の厚労省なのです。

地方自治体の病院は7割が赤字

医療費に関して、近年日本では危険な動きが出ています。

現役世代の負担を減らすために、高齢者負担、とくに多く資産をもっている高齢者から取れということになってきているのです。

今までは高齢者向けの福祉だと言っていたのが、「全世代型社会保障」という言葉に置き換えられて変わってきたのです。

医療現場の現実を見てみましょう。

東京にある病院の半分が赤字で、地方は自治体病院の7割が赤字というのが現状です。

普通に診療していてもやっていけない中では、インフルエンザとコロナのワクチンは冬のボーナスといわれ、病院にとってはワクチン接種が経営の支えになっているのです。

ピンピンコロリと家で亡くなったほうがいい、病院にかからないで家で最期を迎えるのがいいとなっていくと、ますます病院の経営はむずかしくなります。

儲かっているのは開業医の一部と高額医療をしている医療機関です。利益が出る自費診療の美容関係に行く医者も多くなりました。

また今は看護師が足りない状況です。介護も人がいない。そのために閉じるところが出ています。なんとか看護師を補うために派遣や紹介に頼るケースもあります。派遣会社には診療報酬が出せないので、その病院側で紹介料などを払わなければなりません。その分が病院の赤字になっていきます。

スウェーデンは風邪では医療機関に行かないと現地在住の日本人医師は言います。スウェーデンはコロナ初期にも対策を取りませんでした。

日本も人生100年時代と言われるようになり、高齢者の数が増えています。これからの医療や福祉も方法を考え、対策を練っていかなければなりません。

参考資料：朝日新聞　2025年2月1日

物価や人件費の上昇が医療機関の経営を直撃している。独立行政法人「福祉医療機構」が1月31日に公表した調査結果によると、2023年度は一般病院の半数が赤字。

診療などの医業の利益率も、統計を公表している07年度以降で過去最低だった。病院団体は「経営は破綻《はたん》寸前」とし、厚生労働省に緊急的な財政支援などを要望している。

福祉医療機構の調査によると、精神科病院などを除いた一般病院の医業利益率は、19年度までプラスを維持してきた。だが、コロナ禍でマイナス1・1％にまで落ち込み、23年度はさらにマイナス2・3％まで下がった。

コロナ禍では医業利益率がマイナスでも、コロナ対応の補助金があり、経常収支では7割ほどの病院が黒字だった。しかし、23年度に補助金が打ち切られ、一気に経営が悪くなった。機構が調査した一般病院1446施設のうち、赤字は51・0％に上り、データを公表している10年度以降で最も多かった。22年度は32・5％だった。

厚労省に支援要望、「病院医療は崩壊していく」

日本病院会や全日本病院協会、日本医療法人協会など5団体は2月22日、福岡資麿《たかまろ》厚労相に財政支援措置などを求めた。日本病院会の相澤孝夫会長は記者会見で「収入増をはるかに上回るスピードで経費が増えている。何とかしないと我が国の病院医療は崩壊していくだろう」と訴えた。

医療機関に支払われる診療報酬は公定価格として価格が決まっており、医療機関の判断で物価などが上昇した分の経費を上乗せできない。

一方の診療報酬は、物価上昇に見合うだけ価格が引き上げられていない。24年度の改定では、医療者の人件費などにまわる部分はプラス0・88%になったが、「非常に低い」という。

日本病院会など3団体が24年6月時点の医業利益率を調べると、マイナス9・8%となり、前年同時期より2・3ポイントも下がった。

日本医療法人協会の加納繁照《かのうしげあき》会長は「民間病院はもう絶滅してしまうんじゃないか、それほど非常に厳しい状況にある」と会見で強調した。次の26年の診療報酬改定を待たずに現状の診療報酬のあり方を改めるよう訴えた。

参考資料：岐阜　NHK　2025年2月5日

県内の市町村の公営企業の昨年度の決算がまとまり、病院事業では新型コロナウイルス関連の国の補助金が減ったことなどから7割以上の企業で最終赤字となり、純損失の総額は26億円余りにのぼりました。

岐阜県は病院や上下水道など8つの事業を行う県内の各市町村のあわせて137の公営企業について昨年度の決算をまとめました。

病院事業では公立病院を運営する市町村の14の公営企業のうち、7割以上にあたる10社で最終赤字となり、純損失の総額は26億4081万円でした。

おととし5月に新型コロナウイルスが感染症法上の5類に移行し、国の補助金が終了したことや、物価高で光熱費や医療用資材の費用が増えたのが主な要因だということです。

病院事業の赤字は2020年度以来3年ぶりで、県によりますと純損失の総額は直近10年間では、会計基準を見直した影響で特別損失を計上した2014年度に次いで多くなっています。

一方、上下水道など5つの事業は黒字となり、137の企業全体の純利益の総額は、前の年度より38・4%減って27億2570万円でした。

岐阜県市町村課は「多くの公立病院が経営強化に取り組んでいるが県としても必要に応じてヒアリングや指導、助言をしていきたい」としています。

弱毒化してもワクチンは必要か

新型コロナが流行し始めた頃、志村けんさん、岡江久美子さんがコロナで亡くなって、どのような病気なのかわからず、多くの人が恐怖を覚えました。

ワクチンは感染予防効果があるからと接種するようになり、予約をとるために医療機関に電話してもつながらない、ネット予約もすぐに予約済になってしまう状況で、みんな競ってワクチンを打ちました。コロナの初期は周りの人に感染させないために打たなければいけない、そうしないと孫に会えない、帰省もできないとみんなが受け止めていました。

コロナ患者が増えていき、人工呼吸器やエクモが足りず、重症化したら死んでしまうだろうと多くの人がコロナに対して恐怖感を抱きました。だからみんながワクチンを接種していったのです。

オミクロン株以降、重症化しなくなったのに、ワクチンは本当に必要かと言われ始めました。なのに、新型コロナが5類になった今でも、重症化予防のためだと言われてワクチンを打っています。株が変異した今のコロナでどのような効果があるのかを検証する必要があると思います。

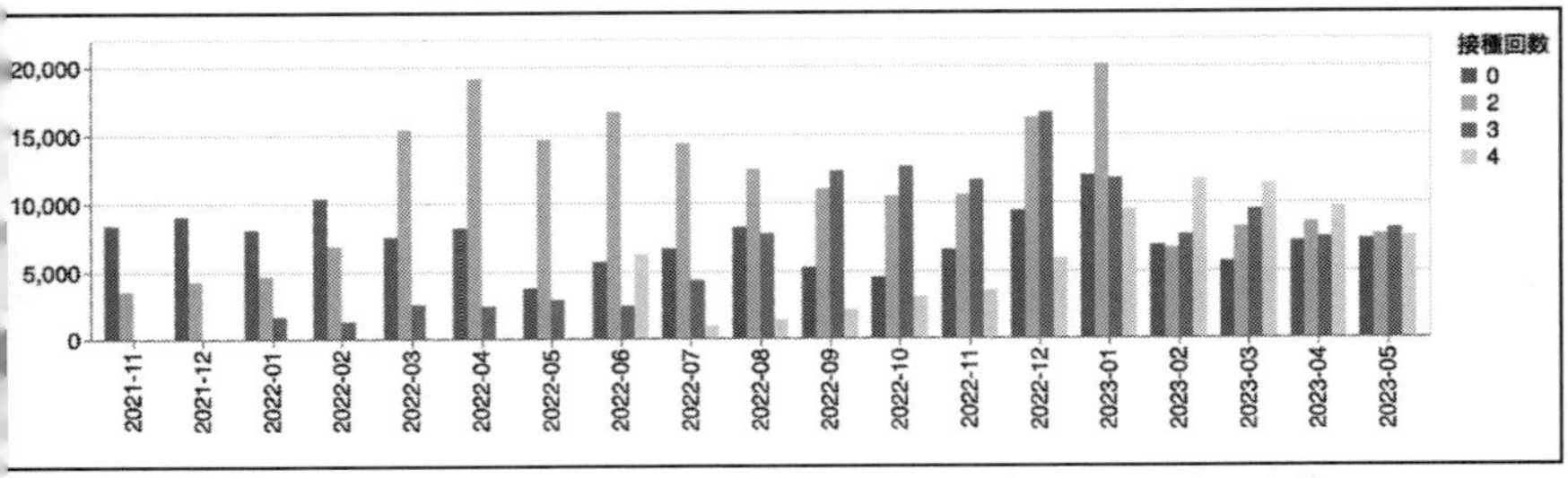

グラフ1　浜松市におけるコロナワクチンの接種回数と10万人年あたりの全死亡数

これまで、ワクチン接種後の死亡数がどのように経時的に変化するのかはわかっていませんでした。浜松市が、ワクチン接種後死亡例のデータを開示したのでこの点が明らかになりました。小島勢二先生（名古屋大学名誉教授）の解析によれば、多くの高齢者がワクチンの2回目接種を受けたのは、21年4月から7月にかけてですが、死亡数は接種2カ月後から増え始め半年後がピークでした。3回目接種、4回目接種でも同じような山が見られましたが、ワクチン未接種者では、このような死亡数の山は見られず、毎月、ほぼ一定でした。

2回目接種の死亡数のピークが見られた21年11月から22年1月にかけては、コロナの流行が収束し、全国的にもコロナによる死者が最も少ない時期でした。死亡者の多くは、偶発的なもので、その多くはワクチン接種との因果関係は不明ですが、接種毎に、死亡数の山が見られることはワクチン接種との関連があると考えられます。

次に、コロナの接種回数と10万人年あたりの死亡数を検討しました。ワクチンの接種回数別の死亡率を検討するには、死亡数をワクチン接種を受けた人数で割るだけでは、比較することはできません。接種回数によって、ワクチンを接種してからの追跡期間が異なるからです。追跡期間を考慮した人年法《じんねんほう》を使って比較する必要があります。グラフ１では、浜松市におけるワクチン接種回数と死亡数を示しています。各回の接種直後には、未接種者の死亡数が接種者を超えることもありましたが、その後、接種者の死亡数は、未接種者を超えるようになりました。すなわち、ワクチンを接種しても、死亡数が減ることはありませんでした。イギリスからの報告も同様です。

ワクチンのロットで死亡者数が違った

ＳＮＳ上では、ワクチン接種後の死亡率にロット差が見られるという情報が流れているが本当でしょうか。

小島勢二先生は、次のように説明を続けています。すなわち、最初に、接種回数によって、死亡率に差があるかを検討するにあたっては、その接種回数の最終接種者のみを調査対象としました。すなわち、２回目接種群には、２回目接種後に死亡して３回目接種を受けていない場合と、3回目以降の接種を受けずに最終観察日の24年6月30日まで生存した接種者を含めました。

その結果、各回の接種群における死亡者の割合が高くなるが、各接種群間におけるロット差の検討は可能です。2回接種に使われたロットの死亡率が、3回目以降に使用されたロットと比較して、大幅に死亡率が高いことがわかりました。接種直後だけでなく、24年6月30日までの死亡例を全て含む80歳から99歳の高齢者を対象にした2回目接種に使われたロット間でも死亡率に差が見られました。

21年5月から6月にかけて接種されたEY2173では接種された19人中17人（89％）が死亡しましたが、7月から8月にかけて接種したFC9909の死亡率は、17人中8人（47％）でした。デンマークとスウェーデンからの報告でも、ワクチン接種後の死亡率にロット差が見られました（引用5、引用6）。ワクチン接種開始初期に使用されたロットの死亡率が高かったことから、筆者らは、初期に使用されたロットとその後に使用されたロット内容に違いがあったのではないかと述べています。

次に、沼津市の開示データを用いて、接種者全員を対象にコロナワクチンによる死亡率のロット差を検討。ファイザーワクチンの接種が、全体の83％を占めたので、ファイザーワクチンに限った検討を行いました。

182種類のロットが使われましたが、死亡率が0％のロットから、最も高いEY5422の24・8％まで、ロットによる大きな差が見られました。やはり、接種開始早期の22年7月までに使われたロットの死亡率が高かったのです。厚労省は、各ロットの納入時期と死亡報告頻度を公表していますが、沼津市における検討と同様、ロット間で大きな差が見られ、死亡報告頻度の高いロットは、21年7月までの接種開始早期に集中していました。

最初はアメリカ人に使う量を日本人に打ったのではないかと思われます。日本人はアメリカ人より身体が小さい人が多く、量が多かったためにスパイクタンパクが身体の中で増えすぎて、身体に影響を及ぼした可能性がありますが、ファイザーやモデルナからの情報はなく、厚労省もワクチンの安全性にロット差があることを認めていません。ロットによって、接種後の死亡率に大きな差があることは、ワクチンと死亡との因果関係を示す傍《ぼう》証《しょう》になるからではないか。

人権モラルの欠如

以前の知見と、今、置かれている状況は違います。レプリコンワクチンを承認するときに改めて安全性の検証をするべきでした。しかし、前のｍＲＮＡワクチンとレプリコンワクチンは同等だとして承認まで進んでしまいました。人権モラルの欠如です。

承認の改竄《かいざん》阻止のために作った臨床研究法という法律がＧＣＰ（「医薬品の臨床試験の実施の基準に関する省令」ＧＣＰはGood Clinical Practice の略）です。世界的には治験も臨床研究も同じレベルで、法律で守られていましたが日本はガイドラインレベルでした。

治験は臨床研究に含まれていて、人を対象とした試験です。治験によって、患者を物理的に傷つけたり（侵襲性《しんしゅうせい》）、患者の生活の質を低下させたりする可能性があります。

臨床研究はとても範囲が広いのです。その臨床研究では、法律で試験の内容が決められています。それを治験のときに患者本人に説明して、承諾をもらってから、患者自身が試験を受けるか受けないかを決めます。受ける人に、試験に加わる意思があることが大事です。血液を採って勝手に検査してはいけないルールがあります。

日本は薬の承認に関わる治験については、法律で定められていますが、ディオバン事件（高血圧治療薬ディオバンに関わる５つの臨床研究論文不正事件、１７４ページ参考）が起きるまでは臨床研究と言われるものは、ガイドラインレベルでした。データ改竄をしても、法律違反ではないので裁かれません。だから平気でデータの改竄が行われていたのです。

当時、ディオバンは、日本で一番売れていた薬でした。治験では降圧剤としては認められているけれど、薬を売るためにそれ以外に心筋梗塞や脳卒中も減ったと臨床研究でつけ加えました。効果があるように見せるためにデータを改竄していたのです。

それに関わっていた医師たちの研究グループの中に、製薬会社の社員が入っていると内部告発があり、明るみに出ました。それでようやく臨床研究を法制化しなければいけない、とくに侵襲性（患者の心身への負担）の高い研究についてはやりましょうと、特定臨床研究法ができました。

ただ観察研究は外されたままです。24年の通常国会で、多くの書類を提出しなければならず、研究がしにくいという研究者の意見が出たために緩和しました。

結局、また緩和して特定臨床研究の範囲を狭めたのです。このようにやっていくと、せっかく研究したデータが世界には通用しないという問題も生じます。それでは何のために研究しているのかわかりません。世界と同じレベルで研究していかなければいけないのに、ほかの国でできていることが日本ではできない。放置していると日本のレベルが落ちていきます。日本ではいつも患者の意見や人権より、研究者――というよりも企業の利益を守るための意見が強いのです。

私は国会で10年ぐらいずっと臨床研究法の成立に力を尽くし、治験と同じレベルに臨床研究を引き上げなければいけないと言ってきましたが、いまだに抜け穴が残っています。南アフリカ、韓国、南米の研究者などからも、日本は遅れていると批判されています。これは早急《さっきゅう》になんとかしなければいけません。

参考資料：ディオパン事件について

ディオバン事件とは高血圧治療薬ディオバン（一般名バルサルタン）に関わる5つの臨床研究論文不正事件をいう。その中でも2009年に論文化された京都ハート研究（KHS）は製薬会社元社員が2014年6月に論文作成に不正に関与したことで、薬事法違反疑いで逮捕され、裁判となった。

5つの臨床試験とは、慈恵《じけい》ハート研究（JHS、慈恵医科大学）、京都ハート研究（京都府立医科大学）、VART研究（千葉大学）、SMART研究（滋賀医科大学）、名古屋ハート研究（名古屋大学）でノバルティス社の総額11億3000万円にのぼる経済的支援により行われた。

高血圧患者は3000万人といわれるほど大きな薬市場であるが、1999年に発売されたディオバンはアンジオテンシンⅡ受容体拮抗薬（ＡＲＢ）として３番目に登場したノバルティス社の期待の新薬であった。

ＫＨＳ、ＪＨＳはおのおの約３０００人の高血圧患者を対象として、ディオバンと非ＡＲＢとにランダム化して追跡、心血管合併症の発症を比較するという試験だが、どちらもその成果は際立っていた。ディオバン群が非ＡＲＢ群に比べてＪＨＳでは39%、ＫＨＳでは45%も心血管イベントを抑制するという驚異的な結果だった。

ノバルティス社はこれを基に、講演会や座談会で活発な宣伝を行った結果、ディオバンは年間１４００億円を売り上げるまでになった。

しかし、２０１４年京都大学の由井医師がＬａｎｃｅｔに投稿したＪＨＳに対するｃｏｎｃｅｒｎ（懸念）を皮切りに試験における不正操作疑惑が相次いで浮上。その結果、ＫＨＳ、ＪＨＳなどの論文が掲載誌から撤回となり、メディアでも取り上げられた。

厚生労働省は委員会を立ち上げ、ヒアリングを行った結果、いずれの臨床試験においてもノバルティス社元社員が統計解析などに関与し不正操作を行った疑惑が高まってきた。

厚生労働省は、元社員とノバルティス社を誇大広告による薬事法違反の疑いで検察庁に告訴し、２０１４年６月11日元社員Ｓ氏が逮捕される事態に至った。

２０１５年12月裁判が開始された。検察側は、復元したＳ氏のＵＳＢメモリーに45例の架空症例が水増しされていたことを証拠として提出。一方、弁護側は医師側にも症例の操作があったことを主張するなど激しい攻防が繰り広げられた。

２０１７年３月に下された判決結果は大方の予想を裏切って被告人（元社員）は無罪であった。被告人のデータのねつ造は認めたものの論文への投稿は、薬事法でいう、一般人の目に触れる広告には該当しないという解釈であった。膨大な量の宣伝広告に欺《あざむ》かれた現場の医師たちにとっては納得しがたい判決であった。検察側は控訴、高等裁判所で再度争われることになった。

本事件は、わが国では臨床研究実施の基盤が整備されていないなかで、臨床試験の知識に疎《うと》い研究者たちが製薬企業社員に試験の企画から統計解析まで全面的に依存してしまったことが最大の原因である。研究者たちは研究費取得や論文、名声を優先し、企業は営利を最優先するという医療関係者として最も重視すべき患者の利益への配慮がなかったことは倫理的に大きな汚点を残した。

本事件への反省から特別臨床研究法が制定されることになり、企業からの支援を受けた臨床研究は治験と同様にモニタリングと監査の実施。また実施計画は指定を受けた審査委員会の意見を受けたうえで厚労省へ報告することも義務付けられ、これらに違反した場合には罰則が科せられることになった。本事件では元社員が所属を偽って論文に掲載するという利益相反開示違反も浮き彫りになった。

本件は企業の利益の追求と研究者の論文発表という業績、また研究費の確保という構図の下《もと》になされた不正行為だが、医師としては真剣に取り組まなかったことが最大の原因であり、他山の石として、今後わが国で真に患者のためになる臨床研究が推進されることを願ってやまない。

（平成30年８月31日掲載）

（日本医師会ホームページより）

桑島　巖（臨床研究適正評価教育機構理事長）

医の倫理の基礎知識　２０１８年版【人を対象とする研究】Ｈ－12・ディオバン事件――研究者と企業の倫理

医療機関を追い込む仕組み

診療所は新型コロナの流行で患者が診察にこなくなり、経営が厳しくなっています。ワクチン接種を行えば収入が増えることになります。国が全額負担していた時期、新型コロナワクチンは、多くの人が打ちたいと来院したので、経営的に助かった診療所がたくさんあったと思います。

病院や診療所もコロナ前までは、真面目に診療をしている病院が潰《つぶ》れていました。公立病院はとくに締め付けが厳しくなった結果、経営がむずかしくなっていきました。

医療機関をワクチン頼みに追い込んで、経営が成り立つ仕組みが作られていっています。そのような状況下で、医者たちはワクチンについて口をつぐんでしまいました。

また大学や学会、研究者たちも、今や製薬会社からの研究費がないと、研究が成り立ちません。国も基礎研究の予算を渋っています。

科学技術についての科研費という研究予算がありましたが、安倍政権の下で効率を優先しました。それまでは文科省、厚労省、農水省、環境省、経産省、それぞれ分かれていましたが、それでは規模が小さいという理由で、まとめて規模を大きくし、効率的に行うことになり、ＡＭＥＤ（国立研究開発法人日本医療研究開発機構）を作り、お金を出して厚労省が所管しています。そこを中心に、製薬、創薬（新薬）を開発し、大学と会社と国の予算で、新しい国産の薬を生むと言っています。

第5章

ワクチンという「犠牲のシステム」

ワクチン副作用の救済プログラム

国が日本国内の企業を守ろうとしたことが、薬害エイズを引き起こしました。その後、外国企業がどんどん入ってきて、さらにひどい状況になりました。その薬害エイズの頃から日本は変わっていません。一部は規制緩和されましたが、さらに護送船団方式になってきています。

国産にこだわったことで、薬害エイズと同じことをレプリコンワクチンで繰り返すのではないか。日本の企業を守るのはいいことだけれど、守り過ぎる結果、国民のいのちや健康を守れないのでは大問題です。

泉大津市の南出《みなみで》賢一市長は市の事業として、新型コロナウイルス感染後及びワクチン接種後の長引く不調や副作用などで悩まれている方に、症状の緩和や改善につなげ、生活の質の向上を図ることを目的として、毎月1回、ワクチンの副作用の救済プログラムを伝える講演会を開いて情報を提供しています。

市ではヨーガ呼吸法、整体コンディショニング、高濃度水素吸入、栄養指導、漢方、鍼《しん》灸《きゅう》など、自己治癒力を高めるためのプログラムを実施しています。漢方や鍼灸は体調を整え、自分の身体の免疫力を高めることで、病気と闘えるようにする中医学（中国伝統哲学を基本として発展してきた医学）、東洋医学の考え方ですから、ワクチンでの後遺症にも効果があると思います。

受ける人に、事前にヒアリングなどを行って症状を聞き取り、プログラム内容を決定していきます。自律神経を整えて、症状を緩和し、改善するサポートをしているのです。呼吸が楽になった、頭痛が緩和されたなどの声が届いています。

井上正康《まさやす》先生（大阪市立大学医学部名誉教授）は『きょうから始めるコロナワクチン解毒17の方法　打ってしまったワクチンから逃げきる完全ガイド』などで、西洋医学だけでない、代替《だいたい》療法など自己治癒力を高めるためのプログラムを紹介しています。

泉大津市民で新型コロナ感染の後遺症やワクチン接種後の長引く副反応などに悩んでいる人は誰でも参加でき、無料です。

歩けなくなり教壇に立てなくなって辞めるしかない状態になった学校の先生が、このプログラムを受けて、歩けるようになりました。ほかにも南出市長にいのちを救われたと言う人がおり、被害にあった人は助かるために必死でやっています。私もＨＩＶの薬害でいろいろと試した経験があります。

ワクチンのせいで自己免疫疾患になっている人たちは、自分の細胞を自分の身体が攻撃しています。中医学の考えのように全身の状態をよくすることが大事でしょう。西洋医学は解剖学から発展した医学で、薬を処方して症状を抑える対症療法。病巣を切り取る西洋医学と免疫を上げる中医学は違います。西洋医学の検査の進化はすさまじく、病巣を見るのに効果があります。また、骨折など手術が必要な場合もあるでしょう。

緩やかに体調を整えていく生薬《しょうやく》や漢方薬を飲み、鍼《はり》やお灸で免疫を高め、自然治癒力を高めるのは重要です。

このようなプログラムが各地の自治体で行われるようになるといいと思います。

ｍＲＮＡワクチンの接種率

新型コロナのワクチン接種回数は、２０２４年４月１日公表分までで、約４億３６１９万回。高齢者は約１億９３４７万回。４回目接種以降は減っています。

24年度から定期接種になりましたが、ワクチン接種の努力義務はないとしています。

現在、新型コロナワクチンとして、ファイザー（コミナティ筋注 ｍＲＮＡワクチン）、モデルナ（スパイクバックス筋注 ｍＲＮＡワクチン）、武田薬品（ヌバキソビッド筋注 組換えタンパクワクチン)、第一三共(ダイチロナ筋注mRNAワクチン)、Meiji Seika ファルマ(コスタイベ筋注 sa-mRNAワクチン〈レプリコンワクチン〉)の5種類があります。

現場の薬剤師さんの話を聞くと、「レプリコンワクチンは、今は納入するだけでいいです」と言われたそうです。納入実績だけで国から製薬会社にいくらかお金が出るのではないかと言われています。

今まではインフルエンザワクチンでも、1回仕入れたら、接種する人を病院で一所懸命に探していました。1瓶は何人分と決まっているので、使い切りたいわけです。医療機関としては、仕入れたからにはお金を払っているし、無駄にしたくありません。それを、今は納入だけをしてくれと言うらしいのです。

『私たちは売りたくない!〝危ないワクチン〟販売を命じられた製薬会社現役社員の慟《どう》哭《こく》』に書かれている影山晃大さんは、製薬会社の社員として診療所に行っていて、「今日、コロナのワクチンがあるから打ちますか」と言われて打って亡くなりました。

この前、予算委員会で原口一博衆議院議員が「新型コロナのワクチンが、全部同じ値段というのはおかしい。なぜ価格が一緒になるのですか」と質問していました。

本来、メーカーは競うはずです。とくに後発は、先発のファイザーよりも使ってほしいから安くするはずなのに、現状は安くしていません。

石破内閣の厚生労働大臣の福岡資麿《たかまろ》さんには、新型コロナワクチンの健康被害について検証のため、いったん立ち止まっていただきたいと私は思っています。

福岡さんは今まで薬害のことをやってきたから25年3月12日の予算委員会で質問したのですが、厚労省が作っている苦しい言い訳みたいな答弁でした。答弁の仕方もわかっているだけに、これ以上は言えないと苦虫を噛み潰《つぶ》したような感じがしました。

参考資料：厚生労働省のホームページに掲載されている記者の質問に答える福岡氏の答弁　24年10月11日

記者　世界初のレプリコン型ワクチンの製造会社、Ｍｅｉｊｉ Ｓｅｉｋａファルマの小林大吉郎《だいきちろう》社長が8日、「ｍＲＮＡワクチン中止を求める国民連合」と「日本看護倫理学会」を名誉毀損《きそん》で提訴すると発表しました。これら2団体は、接種者から未接種者への悪影響が及ぶ、いわゆるシェディングが起こる可能性もあることなどから同ワクチンの安全性に疑問を投げかけています。

しかし、シェディングについては武見前大臣も「現時点ではないものと承知しています」と発言していますし、mRNAワクチンによる健康被害が薬害にあたるかについても「現時点ではお答えを差し控えたい」と答弁するなど、「現時点」という言葉を必ず添えて否定するにとどめており、Meiji Seikaファルマの対応は行き過ぎではないかと考えます。福岡大臣は長らく薬害被害者を支援する議連の活動をしてこられましたが、この提訴についてご所見をお聞かせください。

大臣 まず、ご指摘の訴訟が提起されたとの報道については承知していますが、個別の訴訟に関することなので、コメントすることは差し控えさせていただきたいと思います。その上で、私がこの職に就《つ》く前に議員としてもずっと薬害問題に取り組んできたことについてお話がありました。

その点については、引き続き医薬品による悲惨な被害を再び発生させることがないよう、医薬品の安全性、有効性の確保に最善の努力を尽くしてまいりたいと考えています。

記者 ただ今後、新たな知見が追加されていく余地ということがあることはお認めになりますか。

大臣　いずれにしても、これはいかなる事例もそうですが、科学的知見についてはしっかりその状況をみながら対応していくということになろうかと思います。

記者　新たな知見が見つかることも可能性としてはあるという理解でよろしいでしょうか。

大臣　現時点で想定はしていませんが、いずれにしても、どういった状況かということはしっかり実態をみながら、科学的知見も含めてしっかりウォッチしていきながら、判断していきたいと思っています。

必要なワクチンもある

私は必要なワクチンはあると思っています。ただし、十分な情報公開と予防原則を徹底し、承認プロセスが透明化され、安全性と効果が確認され、何かあれば立ち止まり検証できることが条件です。

昔のワクチンと今のワクチンとは、話が別であるという認識も持たなければなりません。

子宮頸《けい》がんワクチン以降、ワクチンを打っていれば大丈夫というわけではなくなってきました。昔のワクチンや予防接種は、打っていれば感染予防や発症予防になっていましたが、今は、必ずしも効果があるわけではないワクチンが出回るようになりました。インフルエンザワクチンは、毎年、打っても型が合わなければ効果はありません。帯状疱疹《たいじょうほうしん》ワクチンも疑問があります。高齢者は打ったほうがいいことになっていますが、元々体内に水痘《すいとう》、つまり帯状疱疹ウイルスをもっていますから抗体があるはずです。

ワクチンを接種するのなら効果がないと意味がありません。

今後、単なる風邪を5類にします。コロナでご存じだとは思いますが、感染症法では、感染症について感染力や感染した場合の重篤性《じゅうとくせい》などを総合的に勘案し1~5類等に分類し、感染拡大を防止するために行政が講ずることができる対策を定めています。

風邪が5類になると、風邪のワクチンを打つことになりかねません。このようになっていくと、ありとあらゆる病気のワクチンを打たなければいけなくなります。

多くの疾病《しっぺい》は、最初は発熱、鼻水、咳《せき》の症状が出ます。風邪だけの症状ではありません。ほかの病気かもしれないのに、風邪と判断してしまい、ワクチンを打つことになりかねません。全く必要のないワクチンを打つと、体内に人工物である異物を入れることになります。前に書きましたが、そうなると免疫が働き、身体の負担はどんどん増えていきます。

そして、何らかの症状が発症し、病気につながっていくとしたら、どうですか？　みなさん、自分事として考えていただきたいです。

ワクチンで重度の知的障害に

『「犠牲のシステム」としての予防接種施策――日本における予防接種・ワクチン禍の歴史的変遷《へんせん》』を書いた野口友康さんはお姉さんが種痘《しゅとう》ワクチンを打って、重度の知的障害者になりました。

種痘は１９７６年に廃止されるまでは必要なワクチンでしたから、打った人はたくさんいます。お姉さんが被害にあったことで、野口さんは研究者になりました。

厚労省予防接種政策関連委員会の委員を歴任し、東京大学大学院総合文化研究科学術研究員、特定非営利活動法人予防接種被害者をささえる会代表理事、野口研究室代表などで活躍なさっています。

ウイルス学を学んだ母里啓子《もりひろこ》先生は、『インフルエンザワクチンは打たないで』『子どもと親のためのワクチン読本　知っておきたい予防接種』などワクチンの警鐘《けいしょう》を鳴らしています。（21年にお亡くなりになりました）

ワクチン被害を訴える方々はたくさんいます。

感染するリスクを取るのか、それとも予防接種によるリスクはわかっていながら病気を防ぐために打つのかが、今までの予防接種、ワクチンでした。

しかし、重症化していないコロナに対してまで予防接種をすると言うのです。リスクのあるワクチンを打つ必要があるのか。ワクチンの効果は低く、打つという予防接種政策はある程度、誰かが被害にはあうけれど、公衆衛生的に大多数を救うためには一部の被害はしようがないという犠牲のシステムだと思います。

どんなワクチンにもアレルギー反応があります。副作用をしっかりと説明して、伝達ができていないのも問題です。

子宮頸がんワクチンは必要か

子宮頸がんワクチン（ＨＰＶワクチン）も問題をはらんでいます。このワクチンは子宮頸がん予防だと言っていますが、実際は子宮頸がんワクチンではなく、子宮頸がんになる前、つまり前がん病変の原因となっているヒトパピローマウイルス（ＨＰＶ）のためのものです。

ただヒトパピローマウイルスは感染しても9割は自分の免疫で身体の外に出すことができ、体内に残ったとしても9割は発症しません。だから大事なのはヒトパピローマウイルスをもっているかもっていないかを検査すること。ヒトパピローマウイルス検査をした上で、子宮頸がんの検診に進めばいいのです。

ヒトパピローマウイルスの検査をして、ウイルスが増えている人を検診、前がん病変を取り除いていけば、がんにはならなくなります。

このように、ワクチンではなく、ウイルス検査で防げます。ウイルスに感染しない、つまり性感染症を予防することです。また、予防するためには、免疫力をあげればいいのです。

ヒトパピローマウイルスを取り除けば、前がん病変→子宮頸がんにはなりません。そのウイルスの検診をしないといけないのに、「ワクチンさえ打っていれば、子宮頸がんは止められる」と思われてしまっている。しかも推進派は子供のうちに打っておくとヒトパピローマウイルスに感染しないから、子宮頸がんになりませんという一足飛び、二足飛びの言い方をしています。

検診は人が見ないといけないのですが、産婦人科の医師が少なくて大変なのです。トレーニングすれば看護師がやれる検査ですから、看護師ができるようにすれば、もうちょっと検診が進むと言われています。

私はヒトパピローマウイルスの検診をしないでいることが問題だと思います。

子宮頸がんワクチンは被害が出ていて、今、裁判をしているケースがあります。

子宮頸がんワクチンを推進する医者たちは、ワクチンを接種した後の体調不良は心因性だと言います。学校に行きたくない、親との問題がある、そういう心の問題が症状に出て、病気となっているだけで、ワクチンとは関係ない、と。

小児科は、子供が患者ですから、薬の量が大人よりも少ないので、風疹《ふうしん》やハシカなどのワクチンの価格が低く、一番儲からない科です。

子宮頸がんワクチン以降は、1万円以上するものが増え、病院やクリニックは打てば打つだけ儲かります。予防接種を慎重にしようという考えの小児科の医師たちは儲かりません。

科学者からの警告

怖いのは合成生物、ゲノム編集などの研究、開発です。合成生物学は、生物学の研究から得た知識と、遺伝子改変などの工学的手法を駆使して合成細胞を作製しています。新しい技術で自然界にないものを作り出せるようになってきて、世界の科学者や研究者たちが、『サイエンス』で、これをやったら人類を滅ぼすと警告しています。今、ミラー生命体というものが出てきて、分子構造を、人工的に逆向きに作れるのです。成分が逆向きのものを作ると、免疫にも引っかからず重大な病原体になる可能性がある。これ作ったら取り返しがつかなくなるというのです。

科学者のなかにはそれを医薬品に応用すれば、いったん身体の中に入ると体外に出せず、体内でずっと効果がある薬を作り出せると言う人もします。

科学が全部いいことのように言わないでいただきたい。

この考えはレプリコンワクチンと同じです。

科学的と言っているけれど、治験をしてデータが出たと言っても、それをたくさんの人に使ったときにどうなのか、後からわかる場合はたくさんあります。スモン病もそうでした。

わからないまま、科学的と言って、一部の人たちだけの利権のためになっているのではありませんか。

医療機関に資金がない

医療機関の基幹的な資金がなくなってしまっているといいます。国立大学の運営費交付金、つまり基本的なお金がどんどん縮小されて、各省庁や企業が公募する研究に応募し、獲得する競争的研究資金のほうが大きくなっている。

すぐに社会に役立つ、そういうお金儲けになることには、資金を出すけれど、そうではない目的にはお金が出ないのです。だからワクチンの安全性や有効性を研究するお金を出してくれる人はいません。

しかも競争的資金が増えていくと、設備投資もできません。国立大学は、机も競争的資金では買えない状況です。運営費交付金も減らされ、たとえば、金沢大学はトイレを作るために、クラウドファンディングで募集しました。

大学研究の任期付きの職員たちは、1年や2年、3年という短期間に成果が出る研究しか手が出せなくなっているのが現状です。

中期的、長期的な研究はできないから、ワクチンを接種して、時間が経つとどうなるのかについては、ほとんど顧《かえり》みられなくなっています。

かつてワクチンの裁判をした弁護士も、「3日目まではワクチンが原因だと認めるけれど、4日目以降、何かの症状が出た人については、裁判でも認めるのがすごくむずかしくなってくる」と言っていました。

3日目までは何も症状が出なくて、4日目に出た人はワクチンの影響としては認めてもらえない。裁判では切り分けられてしまうのです。

因果関係として認めるには、なかなかむずかしい。だから、予防するためにはワクチンを打たないほうがいいと言っているのです。

水の安全も予防原則に

私は環境の問題にも取り組んでいます。

先日、PFAS（Perfluoroalkyl and Polyfluoroalkyl substancesの略。ピーファス）を研究している人が、「日本に予防原則はない。なぜなら法律に書いてないから」と言っていました。一刻も早く予防原則を法律に書き込まなければいけません。

PFASは発がん性だけが言われていますが、ショッキングだったのは、環境省がやっているエコチル調査（環境要因が子供たちの成長や発達に、どのような影響を与えるのかを明らかにする調査）で、24年10月に、妊娠中の母親のＰＦＡＳの血中濃度が上昇すると、生まれてくる子供にも染色体異常が出てくることがわかったことです。

ＰＦＡＳは有機フッ素化合物のうち人工的に作られたフッ素が多い化合物の総称です。ＰＦＡＳを使った製品は水や油をはじき、分解しにくい性質があるため、１９４０年頃から防水スプレーや、レインコートなどさまざまな生活用品に幅広く活用されてきました。２０００年頃から有害性を指摘されるようになり、製造や輸入が禁止になっているものがあります。ＰＦＡＳは1万種類以上の物質があるのです。

日本でも調査が行われ、沖縄や東京、大阪などで水の汚染が起きていることがわかりました。22年の環境省の発表では、国内１１１地点の河川、地下水で暫定目標値（1リットル中、50ナノグラム以下）を超える数値が検出されています。

ＰＦＡＳは分解しにくいため、永遠の化学物質と呼ばれ、自然の中に長く残留し、土壌に入っていくと地下水に浸透し、水道水にまで汚染を広げていくと言われています。

ＰＦＡＳの中でも代表的な物質がＰＦＯＳ（ピーフォス）とＰＦＯＡ（ピーフォア）です。発がん性が指摘されているため、土壌や水質の汚染が問題視され、各国政府が規制する方向に動いています。日本でニュースになったのは、水の汚染でした。これも日本は世界の中でもダントツに規制が緩い。いまだに暫定基準値、などと言っているレベルです。基準値がないから決められないと言い続け、ここへきてようやく、春には決めることになりましたが、決めてから対策するから、やはり間に合わない。

特に高い数値が出ているのが米軍基地の周りです。

ただし、これは日米地位協定があるため、しっかりした立入検査ができません。石破総理が総裁選の最中に「日米地位協定を見直す」と発言したとき、私の頭に真っ先に浮かんだのは、このPFASによる水の汚染問題でした。総理に就任したとたんにこの話題は出なくなりましたが、国民のいのちに関わる水問題ですから、うやむやにさせてはなりません。

そうこうしている間に本家本元のアメリカでは、政権交代によって保健福祉省長官に就任したロバート・ケネディ・Jr.が早くも「PFASを公共水道から取り除く」と発言して話題になっています。すでに州レベルでは法律で禁止する自治体が増えており、EUなどでは発がん性リスクの予防原則からとっくに禁止しています。日本も、科学的根拠がない、という事後対応から、予防原則の方向に変わるチャンスがあるとしたら今でしょう。

死人が出て、さらに因果関係が認められて、そこで初めて対策を取る。今のやり方では、いのちは守れないからです。

国や自治体を取り締まる法律がないからやりたい放題、そしてその状態が自分たちのビジネスに都合の良い企業は、それを維持するために政党や議員にどんどん献金をする。去年明るみに出た「裏金問題」は、まさにこの構造を支えてきたものでした。

行政は法律に沿って動くので、仕組みを変えるための法律を作らなければなりません。

ワクチンや薬、食、そして水や土も、すべて〈いのちを守る日本〉を実現するための必須条件だからです。

それをライフワークとしている立法府の人間として、何としてもやり遂げねばと思っています。

農家が作った漬物が売れない

一方で、厳しくしなくてもいいものを厳しくしている。HACCP（ハサップ）がいい例です。HACCPとは、厚労省によると「食品等事業者自らが食中毒菌汚染や異物混入等の危害要因（ハザード）を把握した上で、原材料の入荷から製品の出荷に至る全工程の中で、それらの危害要因を除去又は低減させるためにとくに重要な工程を管理し、製品の安全性を確保しようとする衛生管理の手法」のこと。

21年6月にHACCPが完全義務化になりました。

今まで農家の人が作った漬物を道の駅などで売っていましたが、基準が厳しくなったために、調理場や水道などを基準に合わせて工事しないといけなくなり、小規模のところは廃業に追い込まれています。政府は設備更新のためのグループ化補助金を出していますが、とても足りません。農村地帯や地方は人口が減少しているため、維持するだけでも大変なのに、グループ化するのはさらに大変です。

ぬか漬けなどは家ごとに状態が違うし、味も違います。あの有名な秋田のいぶりがっこも作れなくなるでしょう。日本の古きよき文化や多様な文化が、どんどん失われていくことには、強い危機感を覚えます。

また、設備を整え、菌を殺し過ぎると、悪い菌が入ったときに、その菌ばかりが増えてバランスが崩れ、病気になりやすくなります。今、梅毒《ばいどく》が増えたり、いろいろな病気が増えている原因の一つは、明らかに日本人の免疫状態が下がっているからに他なりません。

健康な身体を維持するには、免疫を高めることが最も大事です。

当初日本でコロナ死亡者が少なかったのは、日本人は自己免疫をもっていたのではないかと言われていたほどです。

このことを政府は無視せず、薬やワクチンの推奨ばかりではなく、国民の免疫問題にしっかり取り組むべきなのです。

自然のもつエネルギーのすごさ

薬に頼らず食をはじめ日々の生活の中で国民が免疫を上げられる、医食同源の社会にしなければなりません。けれど今日本は大豆や麦だけでなく、その源《みなもと》であるタネの自給率もどんどん下がり、昔は国産でやっていた野菜も、今や9割が海外産です。肥料も飼料も、ひよこまで輸入頼み。これでは有事のときに食料を作るための種や資材が入らなくなってしまいます。かろうじて自給率を維持していた主食の米も、政府の減反《げんたん》政策と輸出ファースト方針によって、今や虫の息です。

ウクライナ紛争やパンデミックのときには、多くの農家や畜産農家が悲鳴をあげて、次々に倒産していきました。食料安全保障を強化しなければならない、そのためには自国内で食べ物を作り循環させる仕組みが必要です。私は、そのための法律を作ろうと決心しました。

そこで、新型コロナパンデミックが始まった5年前の20年1月、日本のタネや食料事情に詳しい印鑰智哉《いんやくともや》氏に、タネを守る法律を作りたいので力を貸してほしい、と妻と二人で相談しました。日頃から日本の食と農のために尽力している印鑰氏は、そういうことならと快諾してくれ、外部の関係者や専門家、法制局のサポートを得て作り上げたのが、「ローカルフード法案」です。

実は世界ではタネの奪い合いが起きているのをご存知ですか？

アメリカ、中国、ドイツのわずか3カ国の企業が7割近くを独占してしまっているのです。農水省は日本のタネは種苗法《しゅびょうほう》で登録されていますよと言いますが、実際登録されているのは全体の1割だけ。それ以外の日本のタネを守る法律は、今存在していません。

この法律が成立すれば、これを根拠法として47都道府県で独自のローカルフード条例を作って、各地で在来のタネと農家と食の安全を守る循環型食システムを作ることが可能になります。

有機食材を給食に入れる、という一文も入れました。タネを外資から守り、生産者と食の安全を地域から守る「ローカルフード法」には、全国から党派を超えた支援の声が集まっています。

24年の参議院で一度提出して時間切れになりましたが、25年の通常国会で、今度は衆議院から提出させることに成功しました。

本当に、あと一歩なのです。

第6章

製薬会社に狙われる日本

がんの年齢調整死亡率の上昇

コロナワクチンの影響で、年齢調整したがんの死亡率が増えていると福島雅典先生が『文藝春秋』(24年6月号)に書いています。

福島先生のLHS研究所(ラーニングヘルスソサエティー Learning Health Society 名古屋市)は、大学発の医療イノベーションを実用化、結集して社会実装し、要介護者数激減を可能にする社会システムを実現するための研究所で、人々の健康のために貢献しています。

ファイザーが23年3月にアメリカの抗がん剤の製薬会社、バイオ企業のシージェンを約430億ドル(約5兆7000億円)で買収すると発表し、23年12月に買収したことは有名です。

新型コロナのパンデミックでファイザーは莫大な利益をあげています。今後、がんの治療薬の市場が拡大すると見越しているのでしょう。

ここまでお読みいただいて、レプリコンワクチンは接種すると、どのようになるかわからない。副作用がいろいろなところで起きることは、わかっていただけたと思います。脳に行くと脳出血や脳梗塞《のうこうそく》、心臓に行くと心筋梗塞などが起きる可能性が高くなります。皮膚に出る場合もあります。

佐野栄紀《しげとし》先生（高知大学医学部皮膚科教授退官後、23年、兵庫県西宮市で佐野皮膚科を開業）はこう言っています。

「皮膚に副作用が出る場合は、色をつけられるのでスパイクタンパクを見つけられるけれど、臓器はすぐに見られないのでわかりません。しかも、どの臓器に入っていくかもわかりません。卵巣がん、白血病など、すごく増えているがんがいくつかあります」

身体的、精神的に機能が低下

日本だけではなく、世界的にもがんが増えています。近年、がんによる死亡は、治療の進歩によりだんだん減ってきていましたが、ここ数年で増えています。増えたのは、ワクチンの影響があるのではないかと言われています。

最初は家から出ないからとか、体力が落ちて虚弱になっているとか、コロナの影響のせいではないかと言われていましたが、コロナが落ち着いてからもがんは増えています。

コロナの影響で健康診断に行かない人が増えたからではないかと言われていますが、健診をしていても、これだけ急激にステージ4のがんが発見されるのは、85年ぐらいまでで、それ以降はありません。最近、急にステージ4のがんが見つかる人が増え、また進行が早いがんが見つかっていると言います。

小島勢二《せいじ》先生は、ニコニコ動画でコロナワクチンとがんのことを話しています。

高知有志医師の会の宜保《ぎぼ》美紀先生は、ワクチン接種が始まった21年以降、卵巣がんは死亡率が平年に比べて、10％ぐらい多く、白血病による死亡も22年から増えているという論文を書いています。

がんによる死亡は減り続けてきたのに、21年から23年の3年間は増えているのです。卵巣がん、白血病、膵臓《すいぞう》がん、前立腺がんの統計のデータを見ると明らかに増えています。

「がんワクチン」の懸念

日本は2人に1人ががんになり、3人に1人ががんで死亡しています。81年より日本人の死因の第1位ががんです。現在、年間では約38万人が、がんで亡くなっています。生涯のうちにがんにかかる可能性は、男性は2人に1人、女性は3人に1人と推測されていま

す。（厚労省）

がんでの死亡者が多い日本が、がんワクチンの狙い目なのです。がん予防のために日本人はワクチンを接種するだろうとファイザーなどの製薬会社は推測しています。

遺伝子製剤（レプリコン）のがんワクチンを打たれ、体内でどのようになるかわからず、さらにがん患者を増やすことになるのではと懸念されています。

大豆などの食料品で遺伝子組み換えかどうかを気にしている人たちがたくさんいるのですから、多くの方にワクチンがどのようなものなのかにも目を向けていただきたい。切にそう願います。

これからどうすべきか

mRNAワクチンとレプリコンワクチンを、これからどうしたらいいかという問い合わせが、私の元に毎日のようにきます。

もう打たないことです。

このままワクチンを打ち続けていくと、健康被害が出るという問題が懸念されます。

海外ではワクチンを打っていなくても、新型コロナは広がっていません。日本では、7

回も8回も打っているのに、「11波だ」などとまだ政府もマスコミも煽っています。

感染予防効果がない薬剤は、重症防止効果を調べるまでもありません。風邪扱いのものに多額の税金を使ったうえに、被害者も出しています。検証も救済も不十分なままです。国は「感染防止できないワクチンは打たなくていい」と、認めて止めるべきです。

審議会の委員もいまだに2分の1が製薬企業と関係がある人で、ワクチン推進の方向です。国は今もどんどん進めていて、止めようとしません。

遺伝子製剤はコロナだけではなく、インフルエンザにも、風邪にも、がんにも使っていく方向で進んでいます。インフルエンザ予防とコロナ予防を合体させたワクチンの話も聞きます。

私は国会でも危険な薬についてや、効果がわかっていないものを患者や被験者に説明がないまま使用することは止めるべきだと訴えてきました。訴えても、訴えても、大臣はごまかすばかりで、対策をとりません。これでは政権が代わるのを待っていては時間切れになります。自治体や個人で止めていくしか方法はないと思います。各個人が遺伝子製剤の危険性を理解する必要があります。

疑問や違和感があったら、住んでいるところの役所に情報開示請求を出しましょう。M

eiji Seika ファルマにはくすり相談室があります。電話をしていろいろと聞いてみるといいでしょう。

私たちのいのちがかかっています。いったん立ち止まる必要があるのです。

エピローグ　～あなたは、主治医に反論できますか?～

ＨＩＶに感染した事実を知った私が、エイズになったら自殺すると伝えたとき、母は私にこう言いました。

「そんなこと言わないで、きっと新しいお薬ができるから、それまで、頑張ろう」

血友病《けつゆうびよう》という難病を持って生まれた私にとって、薬とは、まさになくてはならないいのちづなでした。

そして母にとっては、薬だけでなく主治医もまた、息子を守るために必要な存在だったのです。我が家だけでなく、あのときの血友病患者の家族にとってもきっと。

日本は、他の国よりも、患者さんのお医者さんへの信頼が厚い、と言われます。

それは一体、どういうことでしょう?

今、あのときの母との会話を思い出すと、すぐに全く別の、こんな問いが浮かんできます。

〈もし、その薬が、安心できるものでなかったら？〉

ここ日本で、主治医に反論できる患者さんは、果たしてどれくらいいるでしょう？

私の義理の父（放送ジャーナリストのばばこういち）は、一時期与党の記者会見を出禁になったほど権力に対しはっきりものを言うジャーナリストでしたが、最後に入院していたときは、まるで人が変わったように主治医の先生にいつも大変従順でした。

「すべて先生にお任せします。一つだけ約束して下さい、殺さないでくださいね」

妻と一緒に仕事の後しょっちゅう寄った病院で、義父が医師に向かってこう言うのを聞いたときのショックを、よく覚えています。

反権力のジャーナリストですら、白衣の前ではこうなってしまうのです。あるとき妻が、義父が1日で飲まされる薬の数を数えてギョッとしました。なんと46錠もあったのです。

本人に聞いても、入れ替わり立ち替わり違う科の先生がやってきて臓器ごとに薬を出していくのでこんな数になってしまったと。

それで素直に全部飲んでいました。亡くなったときの死因は「心不全」とされましたが、あれだけの量の薬を分解するために、果たして肝臓にどれだけ負担がかかっていたのでしょう。

ワクチン一本7万円、に目が眩《くら》んで接種し続けた医師たちを責めるだけでなく、コロナ問題をきっかけに、病院の医師不足と赤字経営にも目を向けましょう。

医師が多すぎると医療費が膨大になるという医療費亡国論をたてに、大蔵省（財務省）は今までずっと、医師を減らし続け、消費税増税で医療機関を追い詰めてきました。総務省は地方の自治体病院が赤字だからと病床を減らし、どんどん縮小しています。肝心の厚労省はといえば、医療機関から報告が上がってきても知らん顔、公立病院は見捨てるのに、ワクチン接種には補助金を出したり、ＰＣＲ検査が陽性なら全ての死因をコロナと書け、など理不尽なことばかり指示してきました。

マイナ保険証にいたっては、現場の医療機関や介護施設、老人ホームなどからの反対の声は一切聞かずに押しつけ、倒産・廃業に追い込まれる小規模の町のクリニックや治療院があとを絶ちません。

その結果、コロナパンデミックでも病床不足や診療不可問題が起き、約60万〜80万人に達したと言われる超過死亡と、発熱ぐらいで来るなと言われた影響で患者の絶対数が減り、病院に閑古鳥《かんこどり》が鳴いています。

今や医療機関にとっての冬のボーナスはインフルエンザワクチンだ、などという、笑えない状況を許してはなりません。

40兆円の医療費が高いからと、2000億円程度を受診抑制で節約しようという、政府の高額療養費制度上限引き上げ案も、騙されてはいけません。約47兆円のうち高額療養費はわずか6%、医療費を押し上げているのは薬剤費です。去年政府は海外などの高額な薬を国民健康保険に入れやすくする規制緩和をしていますから、これからもっと医療費は増えるでしょう。それを高額療養費制度に責任転嫁して治療を諦めさせようとするなど、まさに愚の骨頂。

世界に名高い我が国の宝である「国民皆保険制度」を、土台から崩壊させるようなことは、絶対に阻止しなければなりません。

2024年9月12日に緊急記者会見の席で、国会議員の1人として、薬害エイズ被害者の1人として、すべての日本国民に、世界に、そして人類に、安全性が保証されるまで、レプリコンを含むmRNAワクチンの定期接種の中止を呼びかけた署名は、3月2日現在オンラインで3万1844筆と、紙ベースで3万7000筆の、合計6万7844筆集まりました。

総理と厚労大臣に定期的に提出し続けていますが、参議院議長宛《あ》てに「中止請願」としても提出し、無事に受理されました。

衆参両院併せても、日本の議会でこのコロナワクチン中止請願を行ったのは川田龍平議員だけですと言われましたが、この請願は日本国民が、おかしいことをおかしいと国にはっきり告げるために立ち上がった結果です。

1万人を突破した健康被害認定者は、今も増え続けています。この緊急事態を、なんとしても食い止めなければならない。厚労省に定期接種をいますぐ一時停止させ、検証と救済をさせることが、今後の薬害を防ぐためにも急務なのです。

ワクチンに懐疑的でありながら、国際会議に出るためにｍＲＮＡワクチンを接種した後、悪性リンパ腫《しゅ》のステージ2と診断された、原口一博衆議院議員は、闘病しながらも必死に議員活動を続け、政府に対してワクチン行政のおかしさを追及し続けています。ワクチン由来のスパイクタンパクが、一度もコロナにかかっていないのに原口氏のがん細胞に広がっている事実は、今後論文として世に出ることで、世界が注目するでしょう。

ＭｅｉｊｉＳｅｉｋａファルマが原口議員の発言の一部を名誉毀損《きそん》とし、55億円の損害賠償額の一部を請求していますが、こうした「スラップ訴訟」（特定の人物や団体の言論活動を封じるために、法律の力を悪用して訴訟を起こす行為）で発言を封殺するのではなく、堂々と科学的論争をすべきです。これは原口議員だけの問題でなく、全国民の問題でしょう。

去年9月に米ワシントンから来日した、医師で弁護士のサイモン・ゴールド博士は、私に向かってこう言いました。

「コロナワクチン政策の最大の罪は、政府が言論の自由を奪ったことだ。そして最初のターゲットが、全世界の医師たちだった」

彼女の言うとおりです。

薬害も公害も、食の安全の問題も、根っこはみんな同じ、自分の身体に入れるものについて、知り、考え、自分自身の意見を持った上で決めることです。それは決して、言論の自由を重視する合衆国憲法や、戦って人権を勝ち取ってきたヨーロッパだけのものではありません。自分の意見を持つための、その判断材料を国民に示す「情報公開」と、少しでもリスクがあれば立ち止まる「予防原則」。

薬害阻止のこの2大条件の大切さが、コロナワクチンをきっかけに、ようやく世界中で見直されていることに、私は希望を感じています。

3月1日に開始した「ローカルフード法の早期成立を求めるオンライン署名」の方は、妻と2人でその日の夜にX（旧ツイッター）で告知するや否や、こちらもすごい勢いで増え続け、翌朝11時には1501筆、政策秘書がびっくりして言いました。

「議員、これ、57秒に1人が署名して下さっています」

ローカルフード法を自治体で条例にする動きも、全国で少しずつ始まってきました。

3月30日には、全国から約三十台のトラクターを東京の青山に集めた、「令和の百姓一揆《いっき》」が開催されました。去年この企画を元農水大臣の山田正彦先生に相談されたとき、「トラクターを運ぶ費用が1台につき30万円かかるんだよなあ」と言っておられました。けれどクラウドファンディングで呼びかけたところ、あっという間に全国から反響があり、目標額100万円のところ1900万円と、1900%も集まったのです。

一部の人たちの利益のために、国民が知るべき情報の隠蔽をする行為を政府にやめさせることは、どの国でも簡単ではないでしょう。

薬害エイズ事件のときに、大臣が頭を下げ、歴史的和解により被害者救済が行われた後の日本でも、情報隠蔽体質は、薬や食に限らず、裏金問題など、今もさまざまな形でこの国を蝕《むしば》んでいます。

けれどこの間、コロナ禍で当事者になった全ての国民が、おかしいと言い始めています。政権交代したアメリカでは、今年1月に保健福祉省長官に就任したロバート・ケネディ・Jr.が、ワクチン行政の見直しと、水道水へのフッ素化合物添加の廃止、添加物や農薬や超加工品と慢性疾患との因果関係調査など、次々に政策を転換しています。

日本も今こそ、後に続きましょう。

政府の嘘からいのちを守るために、政府や著名人や医師たちがいうことでも、一旦情報は自分で確認することが大事です。ケネディ長官は、「ワクチンメッセージング戦略」と「ワクチン接種の障壁」を研究する、資金への助成金を打ち切る方針を固めました。

私の妻も本に書いていましたが、カナダでは、ワクチンの義務化に疑問を呈したトラック運転手たちや彼らを応援した市民の銀行口座が凍結され、後でトルドー首相は違憲判決を下されています。

政府が判断するファクトチェックはあてになりません。都合の悪い情報を排除し、プロパガンダを進めることに使えてしまうからです。

日本でも、この4月から始まるSNS規制によって、同じことが起こる可能性が大いにあるでしょう。国民にデメリットも含めた判断材料として情報公開するという薬害防止の

2大条件を逆行させるこの規制に私は大反対ですが、みなさんもネット情報を鵜呑《うの》みにせず、色々な角度からチェックするようにして下さい。

身体に入れる薬に関しては、主治医に薬の名前を聞いてから、自分でも調べて下さい。疑問に思うところがあれば、直接質問して下さい。

病気を治す選択肢は薬だけではありません。そして同じ薬でも、効果は飲む人の免疫の高さなど身体の状態で変わるので、身体を作る食の方を、しっかり意識して下さい。

食を変えれば、薬や手術なしで治るものもあるからです。

食べ物は信頼できる生産者から手に入れましょう。マスコミにとって食品業界は大口の広告主ですから、テレビやコマーシャルを鵜呑みにせずに、これも自分で意識して、買うときにパッケージの裏側を見て成分を確認して下さい。最近は「国内産」ではなく「国内製造」と食品表示が変えられたりと、ますます何を食べさせられているかわからなくなってきています。

「食品表示をわかりやすくして下さい」と、メーカーや地元の国会議員に言いましょう。

医療も西洋医学だけでなく、東洋医学や中医学、漢方など、昔から日本にある伝統的な手法も考慮しましょう。たとえば血友病の私は歩き過ぎると股関節が痛むのですが、関節の痛みは骨が痛いのではなく、筋肉だと言って、薬を使わずに痛みをとってもらったことがあります。

血行が滞《とどこお》ると、痛みがその場所に留まりますから、湯船にゆっくり浸《つ》かったり、血流をよくすること、身体を温めるための食事を意識するだけで、楽になっていきます。もちろん西洋医学でも有効なものはたくさんありますが、大事なことは、外からの情報をそのまま鵜呑みにするのではなく、自分の身体の声に耳を傾けて下さい。身体は、異常が起きると免疫システムが作動して正常に戻そうとしてくれます。

食べ物でも薬でも、人間の自然治癒力や免疫を破壊するようなら、それは毒になるかもしれません。身体の中に入れるものは、少しでも違和感を覚えたら、一旦やめて下さい。

コロナパンデミックで、多くの人が、忙しい日常の中で忘れてしまっていたことを思い出したように思います。それは、自分の身体は、かけがえのない最大の宝ものだということです。

四半世紀前のあの日、誓いの碑に刻まれた約束を厚労省に守らせることを、私はまだあきらめていません。

今やそれは薬の問題だけでなく、この国の大切なタネや生産者を守り、子どもたちに安全なものを食べさせ、若者や労働者や高齢者や女性などあらゆる立場の人が、おかしいことをおかしいと自由に言えて、生きとし生けるもの全てが、与えられたいのちをビジネスに利用されることなく、最後まで健やかに生きられる、そんな社会を次世代に残すための、覚悟を問われる戦いになりました。

国に騙されＨＩＶに感染し、長くは生きられないと思っていた私も、妻との約束をしっかり守り、今もこうして生きています。

限りある時間だからこそ、一日一日を、大切にしていきたい。

私たちだけでなく、この国に住むすべての人、自然や生き物たちが、最後の瞬間に、あぁ生きててよかった、と感じられる社会に近づくように、地道に、一つ一つ、法律を作り続けなければならない。

私は、これからも、生きている限り、全力を尽くします。

みなさんも決して、あきらめないで下さい。

いのちを守る日本は、必ず実現できるのですから。

令和7年3月　いのちを守る参議院議員　　川田龍平

「生きています」

わたしは
生きています

いのちを守るからだと
いのちを輝かせる心と

ふたつながら
おしみなく
与えられて

存分に生きよと

いま

ここに
わたしは
生きています

（堤江実「咲ききる」より）

〈引用文献〉

(1) Shrestha NK, Burke PC, Nowacki AS, et al. Effectiveness of the Coronavirus Disease 2019 Bivalent Vaccine. Open Forum Infectious Diseases. 2023, Apr 19;10(6) ofad209. doi:10.1093/ofid/ofad209, eCollection2023Jun.

(2) GOV.UK. Excess mortality in England and English regions: March 2020 to December 2023. https://www.gov.uk/government/statistics/excess-mortality-in-england-and-english-regions.

(3) 小島勢二「コロナワクチンの安全性にロット差はあるか?」アゴラ言論プラットフォーム（２０２５年1月30日）https://agora-web.jp/archives/250129060756.html

(4) 小島勢二「全接種者を対象にしたコロナワクチンにおけるロット差の検討」アゴラ言論フォーラム（２０２５年2月22日）https://agora-web.jp/archives/250221060322.html

(5) 厚生労働省統計情報・白書「令和５年簡易生命表の概況」https://www.mhlw.go.jp/toukei/saikin/hw/life/life23/index.html

(6) Manniche V, Schmeling M, Gilthorpe JD et al. Reports of Batch-Dependent Suspected Adverse Events of the BNT162b2 mRNA COVID-19 Vaccine: Comparison of Results from Denmark and Sweden. Medicina 2024, 60(8), 1343. doi.org/10.3390/medicina60081343.

川田龍平（かわだ・りゅうへい）

1976年、東京都小平市生まれ。生後6カ月で血友病と診断され、輸入血液製剤投与によりHIVに感染。93年、「薬害エイズ事件」の国と製薬会社の責任を問う東京薬害HIV訴訟原告団として活動の傍ら、95年、未成年者として初の日本人HIV感染者として実名を公表する。96年、東京HIV訴訟で実質勝利の歴史的和解を勝ち取る。2007年、参議院議員選挙に無所属で立候補して当選。13年、参議院選挙全国比例区で再選(2期目)。17年、立憲民主党に入党。参議院選挙、再選(3期目)。厚生労働委員会理事、国民生活調査会長、行政監視委員会委員長を歴任。現在、環境委員会筆頭理事、予算委員会委員、拉致問題特別委員会委員。「オーガニック(有機)給食を全国に実現する議員連盟」の共同代表。「命を守る日本の実現」を目指し、すべての「いのち」を守る法律を、国会で作り続けている。家族は国際ジャーナリストの堤未果(妻)とロシアンブルー2匹。

『この国はなぜ被害者を守らないのか――子ども被害と薬害エイズ』『誰も書けなかった国会議員の話』『医療格差』『川田龍平 いのちを語る』など。近著に『Ryuhei:Courage to Live It 龍平: 生き抜く勇気を』がある。

高齢者の予防接種は危ない
私は薬害を黙っていられない

2025年4月25日　第1刷発行

著　　者　川田龍平
発 行 者　花田紀凱
発 行 所　株式会社　飛鳥新社
〒101-0003　東京都千代田区一ツ橋 2-4-3　光文恒産ビル 2F
電話　03-3263-7770（営業）　03-3263-5726（編集）
https://www.asukashinsha.co.jp
装　　幀　DOT・STUDIO
編集協力　小西恵美子
印刷・製本　中央精版印刷株式会社

ISBN 978-4-86801-074-6

編集担当　佐藤佑樹